高等职业教育烹饪工艺与营养专业教材

饮食营养与健康

Yinshi Yingyang Yu Jiankang

陈晓敏　凌志远◎主编

中国轻工业出版社

图书在版编目（CIP）数据

饮食营养与健康 / 陈晓敏，凌志远主编. —北京：
中国轻工业出版社，2023.4
高等职业教育烹饪工艺与营养专业教材
ISBN 978-7-5184-4171-6

Ⅰ.①饮… Ⅱ.①陈…②凌… Ⅲ.①饮食营养学—
高等职业教育—教材 Ⅳ.①R155.1

中国版本图书馆CIP数据核字（2022）第196788号

责任编辑：贺晓琴

文字编辑：吴曼曼 责任终审：白 洁 整体设计：锋尚设计
策划编辑：史祖福 贺晓琴 责任校对：宋绿叶 责任监印：张京华

出版发行：中国轻工业出版社（北京东长安街6号，邮编：100740）
印 刷：三河市国英印务有限公司
经 销：各地新华书店
版 次：2023年4月第1版第1次印刷
开 本：787×1092 1/16 印张：12
字 数：276千字
书 号：ISBN 978-7-5184-4171-6 定价：49.00元
邮购电话：010-65241695
发行电话：010-85119835 传真：85113293
网 址：http://www.chlip.com.cn
Email：club@chlip.com.cn
如发现图书残缺请与我社邮购联系调换
221008J2X101ZBW

本书编写人员

主　编：陈晓敏（广东南华工商职业学院）

　　　　凌志远（广东文艺职业学院）

副主编：沈玉宝（山东省城市服务技师学院）

　　　　赵永斌（广东培正学院）

　　　　陈崇龙（湖南省衡东县第九中学）

参　编：易丽娟（广东文艺职业学院）

　　　　何春华（佛山市启聪学校）

　　　　梁瑞进（广东食品药品职业学院 ）

　　　　郑志熊（东莞市轻工业学校）

　　　　谢镇声（东莞市轻工业学校）

　　　　陈国永（广州市旅游商务职业学校）

　　　　雷东燕（佛山市顺德区中等专业学校）

　　　　官泳煌（佛山市顺德区中等专业学校）

　　　　黄立飞（中山职业技术学院）

　　　　郑碧紫（汕尾技师学院）

　　　　黎小华（广州市白云行知职业技术学校）

　　　　李明生（烟台文化旅游职业学院）

　　　　鲁　帆（烟台文化旅游职业学院）

随着新时代中国特色社会主义社会文明的进步，人们追求健康的意识和行为越发突显，获得健康体魄的需求越发迫切。近几年，习近平总书记关于人民健康提出重要指示："没有全民健康，就没有全面小康。要把人民健康放在优先发展的战略地位"，为落实习总书记指示，《国务院关于实施健康中国行动的意见》和《健康中国行动（2019—2030年）》分别指导："贯彻新时代卫生与健康工作方针，强化政府、社会、个人责任，加快推动卫生健康工作理念、服务方式从以治病为中心转变为以人民健康为中心，建立健全健康教育体系，普及健康知识。"和"研究制定实施营养师制度，在幼儿园、学校、养老机构、医院等集体供餐单位配备营养师，在社区配备营养指导员。"

2022年9月教育部最新公布了12个急需紧缺人才培育专业，食品营养与健康专业位列其中，并且教育部进一步规划了新版职业教育专业，其中最新餐饮类专业涉及餐饮智能管理、烹饪工艺与营养、中西面点工艺、西式烹饪工艺、营养配餐。这些专业以饮食营养健康知识为专业基础课程或专业核心课程。

为满足当前新态势下最新餐饮类专业人才培养的最新职业教材的需求，按照最新餐饮类专业人才培养标准和当前及未来餐饮行业对职业人才的要求，本书由五大模块和15个项目组成，以仿真工作项目为驱动、以学习任务为抓手布局编排，其主要特色如下。

1. 模块化布局，项目化定位，仿真工作训练培育职业能力

本书紧扣最新餐饮类专业人才培育标准和岗位工作内容，形成了五大模块布局，突显餐饮类职业岗位的核心工作内容；15个项目由学习任务和训练任务组成，充分体现理论知识与实践应用相结合，学以致用。其中各模块中的职业能力训练项目，其内容设计来自实际餐饮类岗位，以仿真工作方式，培养学生重要的职业能力。

2. 活动主导，"学—做—教—研"一体化

本书各模块中的仿真工作职业能力训练项目，都以活动形式开展，以项目团队运作完成，全程模拟真实职业工作。活动开展前准备各种资料，以训练任务驱动学生开展理论知识的自学，加强学生自学能力的提升；活动中的团队展示和教师评价，充分体现学生的"做、研"和教师的"教、研"。在学生亲身工作体验和教师针对性指导下，学生的职业能力和素养有效提升，学习态度由被动变主动，更认真负责。

3. 原创范例独特，内容形式立体化，线上线下融合

本书中每个模块的职业能力训练都有对应的原创范例，每个原创范例源于主编的

教研成果，有机融入本书供师生参考、探讨，激发学生创新和研究思维。本书内容和形式多样，配有图表、视频、案例、习题等，呈现立体化，既丰富了本书表现形式，也拓展了内容的广度、深度，线上线下融合学习。

4. 理论简要易懂，突出动脑、动手、动口

本书中所有理论知识编写以培育餐饮类岗位职业能力需求为标准，以适合职业教育类学生理解读懂为尺。在此基础上突出学生动脑、动手和动口能力的培养。本书设计了大量问题和活动，督促学生必须主动用心学习，即动脑；还设计了大量的空白文本框，需要学生填写问题答案和活动资料等，强调动笔书写，传承中国汉字文化，即动手；餐饮类职业岗位属于服务性岗位，专业语言服务必不可少，大量的活动训练成果展示需要语言表达，即动口。

5. 创新当先，支撑岗证课融通

本书从框架设计、内容选取、展示形式、学习方法、学习拓展、检测巩固等方面不断探索创新，尤其是"模块五 烹饪营养创新实训"，以示范的方式，引导学生在职业岗位上善于探究，勇于创新，在创新中传承优秀传统烹饪文化。本书内容紧扣餐饮类岗位核心工作，又与专业技能考核内容相融合。因此，学生学完后能胜任餐饮类岗位部分重要工作，同时支撑学生考取公共营养师（三级、四级）和营养配餐员（三级、四级）。

本书由广东南华工商职业学院陈晓敏和广东文艺职业学院凌志远担任主编，山东省城市服务技师学院沈玉宝、广东培正学院赵永斌和湖南省衡东县第九中学陈崇龙担任副主编，广东文艺职业学院易丽娟、佛山市启聪学校何春华、广东食品药品职业学院梁瑞进、东莞市轻工业学校郑志熊和谢镇声、广州市旅游商务职业学校陈国永、佛山市顺德区中等专业学校雷东燕和官泳煌、中山职业技术学院黄立飞、汕尾技师学院郑碧紫、广州市白云行知职业技术学校黎小华、烟台文化旅游职业学院李明生和鲁帆参与了编写。

本书在编写过程中融入了所有编者的智慧和辛劳，同时吸纳了许多同行和餐饮行业校企合作单位的宝贵建议，并查阅大量营养健康类书籍文献资料及主编的教学科研成果。在此，对所有参与人、贡献者一并表示衷心感谢。尽管我们尽力而为之，认真、用心和负责，但是由于编者水平有限，本书难免存在不足之处，敬请广大读者和专家不吝指正。

陈晓敏

2022年10月

目录

模块一
饮食营养与健康认知

模块导学

开启学习之际，首先要明白为什么要学这门课程？对专业和职业有何价值？为更好找到答案，本模块从营养、健康、饮食行为、膳食指南、平衡膳食宝塔、营养相关职业的概念、内容和关系入手，让我们了解饮食营养对促进健康的重要作用，清楚膳食指南和平衡膳食宝塔是营养维护健康的法宝，产生课程学习的动力，知道当前职业工作的要求与趋势及个人选择。有动力、有选择、有梦想、有追求，才能开启更好的课程学习之旅。

学习目标

❑ 能力目标

能阐明饮食营养对健康的重要性。

能讲明营养在常见相关职业工作中发挥的作用。

能用膳食指南和平衡膳食宝塔开展营养指导。

❑ 知识目标

理解和掌握营养与健康的概念。

理解饮食营养与健康的关系。

认知营养健康相关的职业及发展。

掌握膳食指南八准则。

掌握平衡膳食宝塔的应用要点。

❑ 素质目标

落实"人民健康优先发展"的国家战略。

树立职业理想和道德意识。

增强自我健康责任感。

案例思考

某日有几位烹饪工艺与营养专业的学生在聊天。A同学说："学营养有什么用？我是来当大厨的。"B同学说："我喜欢营养，就是不知道将来可以做什么工作？"C同学说："营养真能维护健康吗？"

你能解答以上同学的疑问吗？请分享你的观点。

如果你不能解决以上案例问题，请自主开启你的学习之旅吧！

项目一
主要概念和职业认知

任务1 认识健康与饮食行为

一、什么是健康

世界卫生组织（WHO）认为健康是指一个人在身体、精神和社会等方面都处于良好的状态，不仅是躯体没有疾病，还要心理健康、社会适应良好和有道德。具体内容强调两方面：一是主要脏器无疾病，身体形态发育良好，体形均匀，人体各系统具有良好的生理功能，有较强的身体活动能力和劳动能力，这是对健康最基本的身体要求；二是对疾病的抵抗能力较强，能够适应环境变化和各种生理、心理刺激以及致病因素对身体的作用。因此，现代健康包括身体健康、心理健康、道德健康和社会适应健康。

身体健康主要指人体组织结构及其生理活动功能正常，是健康的基础；心理健康是以身体健康为基础发展出来的较高层次健康，主要指有较强的适应能力、耐受力和康复能力；道德健康是健康的升华，其要求"为己利他或无私利他"；社会适应健康主要指社会角色适应能力强，是以身体、心理、道德健康为基础的高级健康层次。

为了更准确地衡量一个人的健康情况，世界卫生组织（WHO）又提出了健康十条标准：①精力充沛，反应敏捷，能从容不迫地应付日常生活和工作的压力而不感到过分紧张；②处事乐观，积极负责，事无巨细不挑剔；③平衡饮食，善于休息，睡眠良好；④应变能力强，能适应环境的各种变化；⑤能够抵抗一般性传染病，不容易感冒；⑥体重得当，身材均匀，站立时头、肩、臂位置协调；⑦眼睛明亮，反应敏锐，眼肌轻松，眼睑不发炎；⑧牙齿清洁，无空洞，无痛感，齿龈颜色正常，不出血；⑨头发有光泽，无头屑；⑩肌肉、皮肤富有弹性，走路轻松有力。

二、饮食行为认知

饮食行为是指受有关食物、健康、社会观念、文化、情绪等支配的摄食活动，常常表现为对饮食内容、饮食方式、饮食模式、饮食制度、饮食文化等的选择和喜好。饮食行为是维系人类生存、影响人体健康的主要行为之一。

影响饮食行为的因素诸多，如营养知识、健康意识，食物喜好、习惯，食物的社会作用，食物的获得性，传播媒体，进餐环境，家庭成员、同伴，心理情绪，社会文化等，充分了解这些因素，对养成健康饮食行为很重要。

身体健康是一切健康的基础，它的维护离不开健康饮食行为。每个人都是自己健康的第一责任人，平衡膳食是维护人体健康的四大基石（即合理饮食、适量运动、戒烟限酒和心理平衡）之一，树立营养健康的饮食行为是对自我健康负责的表现。

任务2　认识饮食营养与健康

一、什么是饮食营养

饮食营养是指机体摄取食物，经过消化、吸收和代谢食物中的营养素及其他对身体有益的成分，来构建组织器官，调节各种生理功能，维持正常生长发育，组织的更新和代谢的过程。饮食营养对机体健康的影响贯穿整个生命过程，是健康饮食行为的重要体现。

二、饮食营养与健康的关系

人体为了生存与健康，保证生长发育和进行身体活动，必须从外界食物摄取人体每天需要的水、蛋白质、糖类、脂类、维生素、矿物质和膳食纤维七类营养素。人体健康与这些营养素息息相关，供给不齐全与需要量的过多过少都会产生健康问题；同时，营养素在人体的新陈代谢过程中，既相对独立又相互影响，既有协同作用，也可出现拮抗作用，所有营养素是统一的整体，共同对人体健康发挥内在作用。因此，饮食营养是保障人体健康的源头，平衡膳食理论和实践是实现饮食营养的保障，是实现人体健康的基石。

饮食营养与健康的外在表现主要是人们体力、劳动生产率对疾病的发生、发展、病程、预后等关系上，也体现在提高一代又一代人健康水平、整个民族身心素质上。如果一个人的饮食营养状况比较好，则精力充沛，劳动生产率就高；相反，当一个人饮食营养状况不良，某种营养素缺乏或供给不足或不平衡即"隐性饥饿"作祟时，就可能出现对疾病的抵抗力下降，易患各种疾病；若热能或某些营养素摄入过多，则体重超重，并进一步引发各种心血管疾病、糖尿病、高血压、高血脂、脂肪肝、痛风等，产生严重的健康问题。

2019—2021年《中国居民营养与慢性病状况报告》显示，每年肥胖和心血管疾病等慢性疾病人群和癌症人群数量不断攀升，严重影响人民健康生活和幸福感。其中2020年情况为：中国成年居民超重肥胖率超过50%，6岁至17岁的儿童及青少年超重肥胖率接近20%，6岁以下的儿童达到10%。家庭人均每日烹调用盐与每日5g的推荐量相比差距仍然较大。家庭人均每日烹调油达

43.2g，超过一半的居民高于30g（每日的推荐值上限）。18.9%的中小学生经常饮用含糖饮料。而这样的结果与当前人们缺乏健康生活方式、健康饮食管理的意识密切相关。

三、饮食营养管理四环节

为实现饮食营养良好作用于人体，需要重视四个环节：其一做好食物选材搭配，充分了解各类食物原料的营养价值和相生相克实践经验，合理搭配各类原料，创造营养价值高的各种美食；其二做好烹饪营养，在烹饪过程中，尽量克服各种会使食物营养价值降低的因素，通过采取各种保护措施提升食物营养价值，既健康营养又美味无穷；其三做好身体体质的保护，保障生理营养顺畅，不同机体因生物体质差异，对营养素的消化、吸收和代谢都不一样，为更好达到机体营养，维护好机体体质非常重要，尤其是与营养有关的消化系统和新陈代谢；其四做好适当运动，再好的营养，若没有适当而科学的运动保驾护航，机体也不会营养而健康，好的营养离不开每日运动。

任务3　营养相关职业简介

按照中国烹饪协会统计，中国的餐馆、食堂、快餐、配餐企业等经营单位约有40万家，注册厨师1200万人，然而懂得专业营养知识的人才却不足万名。据估算，中国对专业营养人才的需求缺口达到400万人。随着《国民营养条例》《国务院关于实施健康中国行动的意见》和《健康中国行动（2019—2030年）》等相关文件的出台，教育部进一步规划确立的新版餐饮类专业涉及餐饮智能管理、烹饪工艺与营养、中西面点工艺、西式烹饪工艺、营养配餐。营养类职业人才将奋斗于以下主要职业。

一、公共营养师

公共营养师是指从事公众膳食营养状况的评价与指导，营养与食品知识的传播和促进社会公众健康工作的专业人员，是应社会、市场的需要而产生的职业技能人才，职业编码为：4—14—02—01。该职业共设四个等级，分别为四级、三级、二级、一级公共营养师。

该职业工作内容非常广泛，只要与"食"有关的问题，都需要公共营养师提供专业指导。具体工作包括：①餐饮部门的营养指导；②集体供餐单位的营养指导；③社区人群营养指导；④学生营养保障；⑤其他还可服务于健康体检中心、政府机构相关部门、食品相关企业等。工作对象主要是健康和亚健康人群以及与营养相关的慢性疾病人群。

该职业就业范围宽广，从业单位涉及大型餐饮企业、高档酒店餐饮部、社区、学校、营养咨询企业、医疗卫生单位、美容养生机构、母婴服务机构、营养诊所、养老院、食品保健品企业等。

二、注册营养师

注册营养师（RD）是指具有营养学和膳食营养知识和技能的从业人员，并通过中国营养学会组织的注册营养师水平评价考试并完成备案注册。该职业从业人员能运用营养科学知识，从事健康或疾病状态下的个人或团体膳食管理、营养支持和治疗、营养咨询和指导工作，与国际注册营养师（ACI）接轨。注册营养师水平评价分为注册营养师和注册营养技师两个级别。

注册营养师是适应社会健康的需求而产生的，职业要求是专心专业服务于健康。该职业综合了厨师、保健师、中医、心理师、营销员、管理员等职业的特点于一身，是比较综合的职业。他们不但是食物的专家，更是营养检测、营养强化、营养评估等领域的专家，帮助人们获取健康。

三、营养配餐员

营养配餐员是指能根据用餐人员的不同特点和要求，运用营养学的基本知识配制适合不同人群合理营养要求的餐饮产品的人员。营养配餐员现由国家劳动和社会保障部推出《营养配餐员国家职业标准》，并纳入国家职业分类大典，是保证公众营养与健康的国家职业准入工种。该职业将会为提高中华民族健康素质，减少文明病，消灭营养不良性疾病，推动21世纪健康工程做出贡献。本职业共设三个等级，分别为：中级（国家职业资格四级）、高级（国家职业资格三级）、技师（国家职业资格二级）。2021年营养配餐员重新被列入国家职业技能等级鉴定中，属于国家政策大力支持发展的亟需职业工种。营养配餐员需要具备烹饪原料、烹饪营养、食品安全卫生、人群营养指导、食谱设计、成本核算、中医食疗养生等知识与技能，最终能从事专门的膳食前调查、营养食谱设计、营养餐制作及膳食后分析总结、营养培训指导等职业工作。

四、健康管理师

健康管理师是指从事个体或群体关于营养、运动和心理健康的监测、分析、评估以及健康咨询、指导和危险因素干预等工作的专业人员。该职业共设五个等级，分别为五级、四级、三级、二级、一级健康管理师。

该职业工作内容包括：①采集和管理个人或群体的健康信息；②评估个人或群体的健康和疾病危险性；③进行个人或群体的健康咨询与指导；④制定个人或群体的健康促进计划，进行健康维护；⑤对个人或群体进行健康教育和推广等。

健康管理师是公共营养师、心理咨询师、体检医生、预防医学医生、健康教育专家、康复学、医学信息管理人员的综合体。该职业人才可从事健康体检、医疗服务、健康保险、中医保健、健康养老以及体育健身、医疗旅游、美容养生、母婴服务、保健食品、营养等行业。

五、职业点菜师

职业点菜师是专职从事餐饮产品组合与推介菜点、制定菜单、提供消费服务,并为健康就餐、营养就餐提供合理化的建议,且在顾客点菜时友情提醒客人"适可而止",避免"舌尖上的浪费"的工作职位和专业人员。作为职业点菜师,在餐饮经营中要起到重要作用,如经营管理中的参与作用、企业形象中的塑造作用、客我沟通中的桥梁作用及市场营销中的推介作用。

作为一个职业点菜师,服务、形象、专业水平、个人素质都必须超出一般的服务员,必须具备一些普通服务员没有的素质,如儒雅的风度、丰富而广博的专业知识、熟练的推销技巧和公关能力、平静的职业态度等。职业点菜师的出现,不但顺应了市场发展需求,方便了消费者,更重要的是提升了饭店、酒楼的品位。如果点菜师营销到位、点菜有方,对饭店的销售十分有利,营业额一般能增加5% ~ 10%。

六、中/西式烹调师

中/西式烹调师是指根据成菜要求,能合理选择原料和运用多种烹调工艺,对主料、配料、调料进行加工制作中西式菜肴的专业人员。本职业共设五个等级,分别为五级、四级、三级、二级、一级中/西式烹调师。该职业人员需要具备饮食营养与健康、食品安全与卫生、饮食文化、食疗药膳、餐饮成本核算等丰富理论知识和熟练操作各种烹调工艺等。

七、中/西式面点师

中/西式面点师是指能运用各种面点技术和成熟方法,对面点的主料和辅料进行加工,制成风味独特的面食或小吃的专业人员。本职业共设五个等级,分别为五级、四级、三级、二级、一级中/西式面点师。该职业人员需要具备面点原料、营养与健康、食品安全与卫生、面点文化、面点成本核算等丰富理论知识,也要熟练操作各种裱花装饰、面点发酵和烘焙工艺等。

项目二

膳食指南与平衡膳食宝塔（2022）认知

任务1　解读膳食指南八准则

党的十九大作出实施健康中国战略的重大决策部署，2019年7月，《健康中国行动（2019—2030年）》发布，提出要积极应对当前突出的健康问题。中国营养学会在中华人民共和国国家卫生健康委员会委托下，紧密结合我国居民膳食消费和营养状况的实际情况，在《中国居民膳食指南（2016）》基础上进一步修订，提出了符合我国居民营养健康状况和现阶段适合我国居民食物选择及身体活动的指导意见第5版《中国居民膳食指南（2022）》，旨在努力使群众不生病、少生病，提高生活质量，促进全民健康，预防慢性疾病，延长寿命；积极促进低能耗、绿色生态、食物新鲜、保护资源等良性消费行为。此指南以平衡膳食模式为核心，由一般人群膳食指南、特定人群膳食指南和中国居民平衡膳食实践三个部分组成，同时配可视化的中国居民平衡膳食宝塔、餐盘（见附录四、五）。其中针对2岁以上的所有健康人群提出八项准则，具体如下。

准则一　食物多样，合理搭配

平衡膳食模式是最大限度上保障人体营养需要和健康的基础，食物多样是平衡膳食模式的基本原则。每天的膳食应包括谷薯类、蔬菜水果类、畜禽鱼蛋奶类、大豆坚果类等食物，坚持谷类为主，保证全谷物、薯类和杂豆的摄入。建议平均每天摄入12种以上食物，每周25种以上。按照一日三餐分配食物品种数量，建议早餐至少摄入3~5种，午餐摄入4~6种，晚餐4~5种，零食1~2种。谷类为主是平衡膳食模式的重要特征，健康成年人每天需摄入谷薯类食物200~300g，其中全谷物和杂豆类50~150g，薯类50~100g；平衡膳食模式中碳水化合物提供的能量应占总能量的50%~65%，蛋白质占10%~15%，脂肪占20%~30%。

准则二　吃动平衡，健康体重

体重是评价人体营养和健康状况的重要指标，吃和动是保持健康体重的关键。各个年龄段人群都应该坚持天天运动、维持能量平衡、保持健康体重。体重过低或过高均易增加疾病的发生风险。推荐健康成年人每周应至少进行5天中等强度身体活动，累计150分钟以上；坚持日常身体活动，平均每天主动身体活动6000步；尽量减少久坐时间，每小时起来动一动，动则有益。鼓励适当进行中高强度有氧运动，加强抗阻运动，柔韧运动随时做。

准则三　多吃蔬果、奶类、全谷、大豆

蔬菜、水果、奶类和大豆及制品是平衡膳食的重要组成部分，坚果是膳食的有益补充。蔬菜和水果是维生素、矿物质、膳食纤维和植物化学物的重要来源，奶类和大豆类富含钙、优质蛋白质和B族维生素，对降低慢性病的发病风险具有重要作用。提倡餐餐有蔬菜，推荐健康成年人每天摄入300~500g，深色蔬菜应占1/2。天天吃水果，推荐每天摄入200~350g的新鲜水果，果汁不能代替鲜果。吃各种奶制品，摄入量相当于每天液态奶300g。经常吃豆制品，每天相当于大豆25g以上，适量吃坚果。

准则四　适量吃鱼、禽、蛋、瘦肉

鱼、禽、蛋和瘦肉可提供人体所需要的优质蛋白质、维生素A、B族维生素等，有些也含有较高的脂肪和胆固醇。动物性食物优选鱼和禽类，鱼和禽类脂肪含量相对较低，鱼类含有较多的不饱和脂肪酸；蛋类各种营养成分齐全；吃畜肉应选择瘦肉，瘦肉脂肪含量较低。过多食用烟熏和腌制肉类可增加肿瘤的发生风险，应当少吃。推荐健康成人每天摄入动物性食物总量120~200g或每周吃鱼300~500g，畜禽肉300~500g，蛋类300~350g。

准则五　少盐少油，控糖限酒

我国多数居民目前食盐、烹调油和脂肪摄入过多，这是高血压、肥胖症和心脑血管疾病等慢性病发病率居高不下的重要因素，因此应当培养清淡饮食习惯，成人每天食盐不超过5g，每天烹调油25~30g，反式脂肪酸每天摄入量不超过2g。过多摄入添加糖可增加龋齿和超重发生的风险，推荐每天摄入糖不超过50g，最好控制在25g以下。儿童少年、孕妇、乳母不应饮酒，成人如饮酒，一天饮酒的酒精量男性不超过25g，女性不超过15g。

准则六　规律进餐，足量饮水

规律进餐是平衡膳食的前提，应合理安排一日三餐，定时定量，每天吃早餐。不暴饮暴食，不偏食挑食，不过度节食。早餐供能占比25%~30%，午餐占30%~40%，晚餐占30%~35%。水在生命活动中发挥重要作用，水摄入和排除平衡可以维护机体适宜水合状态和健康，应当足量饮水，少量多次，建议健康成年人每次饮水200mL为宜，主动饮水每天7~8杯（1500~1700mL），提倡饮用白开水或茶水，不喝或少喝含糖饮料，不能用饮料替代白开水。

准则七 会烹会选，会看标签

烹饪是平衡膳食的重要组成部分，学习科学烹饪和掌握新工具，传承当地美味佳肴，做好一日三餐，享受营养与美味。如在外就餐或选择外卖食品，按需购买，注意适宜分量和搭配，学会通过看食品营养标签，挑选新鲜、营养密度高的食物。多在家烹饪在家吃饭。

准则八 公筷分餐，杜绝浪费

勤俭节约，珍惜食物，杜绝浪费是中华民族的美德。按需选购食物、按需备餐，提倡分餐不浪费。选择新鲜卫生的食物和适宜的烹调方式，保障饮食卫生，不食用野生动物，多人同桌，使用公筷公勺，预防病毒、有害菌传播。创造文明饮食的社会环境和条件，支持文明饮食新风，应该从每个人做起，不论在外或回家吃饭，按份备量，不铺张浪费，享受食物和亲情，传承优良饮食文化，树健康饮食新风，做促进可持续食物系统发展的践行者。

任务2 认识平衡膳食模式

膳食模式是指膳食中各类食物原料的种类、数量、组成及其在膳食中所占的比重。可根据人们摄入的各类食物所提供的能量和各种营养素的数量和比例来衡量膳食结构是否合理。

平衡膳食模式是根据营养科学原理、我国居民膳食营养素参考摄入量及科学研究成果而设计，是指一段时间内膳食组成中的食物种类和比例可以最大限度满足不同年龄不同能量水平的健康人群的营养和健康需求。除喂养6月龄婴儿的母乳外，没有任何一种天然食物可以满足人体所需的能量和全部营养素，只有通过平衡膳食模式，合理搭配，才能真正实现。平衡膳食模式是中国居民膳食指南的核心。目前把浙江、上海、江苏、广东、福建等我国东南沿海一带的代表性饮食统称为东方平衡膳食模式，其特点是清淡少盐，食物多样，谷物为主，蔬菜水果充足、新鲜，鱼虾等水产品丰富，奶类豆类足够，并具有较多的身体活动量。

膳食结构不仅反映人们的饮食习惯和生活水平高低，同时反映一个民族的传统文化、一个国家的经济发展和一个地区的环境与资源，由于影响膳食结构的这些因素是在逐渐变化的，所以膳食结构不是一成不变的，人们可以通过均衡调节各类食物所占的比重，充分利用食品中的各种营养来达到膳食平衡，促使其向更利于人体健康的方向发展。随着人类社会文明的发展，目前世界上形成了如下四种代表类型的膳食结构。

一、以植物性食物为主的"营养不足型"

以传统中国为代表的大多数发展中国家（印度、巴基斯坦和非洲一些国家等）属于此类型，该膳食结构以植物性食物为主，动物性食物为辅。其主要特点为：平均每日能量摄入为2000～2400kcal（1kcal＝4.186kJ，下同），基本满足人体需要；膳食纤维充足，动物性脂肪较低，有利于冠心病、高血脂、高血压、肥胖等的预防；蛋白质仅50g左右，脂肪仅30～40g，摄入量均偏低，来自动物性食物的营养素如铁、钙、维生素A摄入量常会出现不足，形成了"三低一高"（低能量、低蛋白质、低脂肪、高纤维）。营养缺乏病是这些国家人群的主要营养问题，人的体质较弱，健康状况不良，蛋白质营养不良，贫血，劳动生产率较低。

二、以动物性食物为主的"营养过剩型"

以美国为代表的多数欧美发达资本主义国家属于此类型，该膳食模式以动物性食物为主，植物性食物为辅。其主要特点为：粮谷类食物消费量小，人均每天150～200g，动物性食物及食糖的消费量大，肉类每天300g左右，食糖高达100g，蔬菜、水果摄入少。人均每日摄入能量高达3300～3500kcal，蛋白质100g以上，脂肪130～150g，形成了"三高一低"（高能量、高脂肪、高蛋白质、低膳食纤维）。营养过剩或不平衡是这些国家人群的主要营养问题，容易造成肥胖、高血压、冠心病、糖尿病、癌症等"文明病、富贵病"发病率上升。

三、以动植物性食物并重的"营养平衡型"

以日本为代表。该膳食结构中动物性食物与植物性食物比例比较适当。其主要特点为：谷类的消费量平均每天300～400g，动物性食物平均每天100～150g，其中海产品比例达到50%，奶和奶制品100g左右，蛋白质为70～80g，动物蛋白质占总蛋白的50%左右，脂肪50～60g，豆类60g。能量和脂肪的摄入量低于欧美发达国家，平均每天能量摄入为2000kcal左右，满足人体需要又不过剩。该膳食结构既保留了传统中国膳食的特点，又吸取了西方膳食的长处，少油、少盐、多海产品，蛋白质、脂肪和碳水化合物的供能比合适，有利于避免营养缺乏病和营养过剩性疾病，膳食结构基本合理。

四、以植物性食物为主的"地中海型"

以居住在地中海地区（意大利、希腊）的居民为代表。膳食结构的主要特点为富含植物性食物，包括谷类（每天350g左右）、水果、蔬菜、豆类、果仁等；每天食用适量的鱼、禽、少量蛋、奶酪和酸奶；每月食用红肉（猪、牛和羊肉及其产品）的次数不多，主要的食用油是橄榄油，脂肪提供能量占膳食总能量的25%～35%，饱和脂肪摄入量低（7%～8%），不饱和脂肪摄入量高；甜食每周只食用几次，大部分成年人有饮用葡萄酒的习惯。地中海地区居民心脑血管疾病发生率很低，已引起了西方国家的注意，并纷纷参照这种膳食模式改进自己国家的膳食结构。

任务3　平衡膳食宝塔的应用

中国居民平衡膳食宝塔是根据《中国居民膳食指南（2022）》的准则和核心推荐，把平衡膳食原则转化为各类食物的数量和所占比例的可视化图示。为了帮助人们在日常生活中更好的实践，平衡膳食宝塔以直观的形式告诉居民每日应摄入的食物种类、合理数量及适宜的身体活动量。在平衡膳食宝塔的应用中，建议辅助使用食物同类互换的品种以及各类食物量化的标准分量，以便为居民合理调配膳食提供可操作性的指导。

一、平衡膳食宝塔的内容

平衡膳食宝塔共分五层，包含我们每天应吃的主要食物种类。各层位置和面积不同，这在一定程度上反映出各类食物在膳食中的地位和应占的比重。平衡膳食宝塔中建议的每人每日各类食物适宜摄入量范围适用于一般健康成年人，能量水平在1600～2400kcal。食物推荐的量是指可食部分的生重。各类食物的重量不是指某一种具体食物的重量，而是指一类食物的总量，体现食物多样性。

第一层　谷薯类、杂豆类。位居底层，包括谷类（粳米、糯米、籼米、小麦、大麦、燕麦、黑麦等），薯类（马铃薯、甘薯、山药、芋头等），杂豆（绿豆、芸豆、赤小豆等）。主要提供淀粉类碳水化合物，是膳食能量的主要来源，也是蛋白质、B族维生素、铁、锌、镁和膳食纤维的良好来源。谷类是合理膳食的主要特征，全谷物是理想膳食的重要组成。每人每天建议吃200～300g，其中强调必需食用薯类50～100g，全谷类和杂豆50～150g。

第二层　蔬菜类、水果类。底层之上一层，包括蔬菜类（嫩茎、叶、花菜类、根菜类、鲜豆类、茄果瓜类、菌藻类及水生类等），水果类（仁果、浆果、核果、柑橘类、瓜果、热带水果等）。主要提供β-胡萝卜素、叶酸、钙、钾、维生素C、膳食纤维、植物化学物（多酚类、类胡萝卜素、有机硫化合物）。以新鲜为主，深色蔬菜占总蔬菜摄入量1/2以上，每天建议吃300～500g蔬菜和200～350g水果。

第三层　水产类、畜禽类、蛋类。位居第二层之上一层，包括水产类（鱼虾蟹贝类）、禽类（鸡、鸭、鹅、鸽子）、畜类（猪、牛、羊、狗）、蛋类（鸡蛋、鸭蛋、鹌鹑蛋、鸽子蛋）。主要提供优质蛋白质、脂类、脂溶性维生素、维生素B_6、维生素B_{12}和矿物质。每天应摄入120～200g（鱼虾类40～75g，畜、禽肉40～75g，蛋类40～50g）。

第四层　奶类、大豆类、坚果类。位居第三层之上一层，包括奶类（牛奶、羊奶等及制品）、大豆（黄豆、青豆、黑豆等及制品）、坚果（核桃、栗子、杏仁、花生、瓜子等）。主要提供优质蛋白质、钙、B族维生素等。每天应吃相当于鲜奶300g的奶及奶制品和合计25～35g的大豆及坚果。

第五层　烹调油和食盐。位居塔顶，包括烹调油（动植物油）、碘盐。主要提供能量、钠、碘。每天烹调油量在25～30g以下，食盐少于5g。

平衡膳食宝塔中还有水和身体活动的形象，水是膳食的重要组成部分，在温和气候条件下生活的轻体力活动的成年人每日至少饮水1500～1700mL。在高温或强体力劳动的条件下，应适当增加。身体活动是能量平衡和保持身体健康的重要手段，建议成年人每天进行累计相当于步行6000步以上的身体活动，或每天不少于30分钟中等强度的运动。

二、平衡膳食宝塔应用实践要点

平衡膳食是合理营养的根本途径。根据《中国居民膳食指南（2022）》的准则并参照平衡膳食宝塔的内容来安排日常饮食和身体活动，是科学营养保障并促进人体健康的桥梁。平衡膳食宝塔应用实践要点如下：

①多样化：通过小分量多几样、同类食物交换、不同食物巧搭配等实现；

②谷薯豆天天有，混吃互替花样多，在外就餐也不忘；

③食不过量：通过定时定量进餐、细嚼慢咽、分餐、每顿少吃一两口，减少高能量加工食品的摄入、减少在外就餐、备体秤天天称等；

④有氧运动天天有，抗阻运动不可少，柔韧运动随时做，把运动变成习惯，乐在其中；

⑤蔬果选择重"新鲜、深色、多色、多品种"，巧烹饪、天天吃；

⑥奶豆类必需品，变着花样丰富吃，坚果有益，不宜过；

⑦畜禽肉分散用，小分量多种类，在外就餐少吃肉，多蒸煮，少烤炸，既喝汤更吃肉，深加工，营养低，远离烟熏更健康；

⑧创新烹饪少用盐和油，巧用天然香料更易行；隐形盐、隐形油，要慎用；

⑨早餐必吃，要吃好，全营养；中餐适量不偏食；晚餐吃少趁早吃，不吃夜宵少零食，有度有节有规律；

⑩主动喝水成习惯，少量多次凉白开，拒绝饮料当水喝；

⑪当季当地，物美价廉，营养标签要会读，科学烹饪要学会；

⑫外就餐，点外卖，小分量，少油少盐少油炸，不忘谷物和蔬果；

⑬公筷公勺、安全卫生，拒绝野味；按需进食，光盘行动不浪费；

⑭减盐：用定量盐勺，多用香料、醋、姜葱替代，少些肉类，多采用蒸、煮、炖、汆、生，少吃高盐零食，少用高盐酱料；

⑮减油：用带刻度油壶，植物油多点，动物油少点，少油炸油煎，多采用水为介质的烹调技法，少脆酥口感；

⑯限酒：少饮高度白酒，少量喝酒，减少喝酒次数；

⑰控糖：不喝含糖饮料，少吃甜品，学会看营养标签；少添加糖；

⑱不要选择低碳水化合物饮食、生酮饮食、轻食、辟谷等膳食模式。

学习小结

　　随着新时代社会文明的不断进步，世界人民对自我健康的管理越来越突出。每个人是自我健康管理的第一责任人，平衡膳食是健康管理的四大基石之一，平衡膳食是以现代营养理论为指导的膳食，人体的健康与饮食营养密不可分。尤其国家提出"人民健康优先发展"战略政策，由此推动新时代中国特色社会主义社会产生了四大类新型职业——公共营养师、注册营养师、健康管理师和职业点菜师，也为传统中西式烹饪师和中西式面点师之职业技能提升注入创新活力。膳食指南和平衡膳食宝塔（2022）是饮食营养促进人体健康的重要法宝、总指导思想和行动工具。我们对本模块有了充分认知，将更好挑战下面四个实训模块。

学习检测

扫描二维码获取

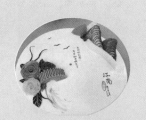

模块拓展

　　1. 某企业老总，男，38岁，身高165cm，体重76kg，体格检查：脂肪肝、高血脂，上月突发心绞痛；医生调查其生活方式：晚间应酬多，迟睡晚起，经常不吃早餐，喜吃肥肉、喝啤酒，几乎没有时间运动。但他自恃年轻，不以为然。请结合他的实际情况，评价其饮食，为他提供合适的膳食建议与运动方案。

　　2. 不健康饮食行为你占几条？

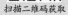

扫描二维码获取

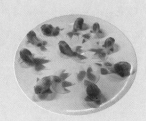

模块二
营养健康咨询实训

模块导学

本模块以营养素和疾病为关键词,从7大类营养到16种现代营养相关疾病,深入探讨营养素的生理功能、消化、吸收、代谢,深入分析营养素过量或缺乏所引发的现代营养疾病及判断,深入挖掘营养与健康的关系。营养知识就是力量,知识实践才能出力量。由此,本模块职业能力训练围绕仿真工作"营养健康咨询"开展,旨在促进学生学以致用、知行合一。从关爱自我和他人的价值观出发,完成本模块的学习内容后,可以胜任公共营养师、注册营养师、健康管理师的基本工作。

学习目标

❑ 能力目标

能宣传并开展营养健康教育或咨询。

能分析、判断出常见的营养疾病,并给出饮食营养改善建议。

能阐明饮食营养对健康的重要性。

❑ 知识目标

了解7大类营养素的物化性质、食物来源、消化吸收代谢。

掌握其生理功能、营养缺乏症与过多症的临床表现和判断标准。

❑ 素质目标

关爱自我,关爱他人,多些博爱。

从饮食营养、能量平衡中领悟其内涵与中庸之道。

案例思考

小张长期偏食,喜欢吃肉类和油炸食品,很少吃蔬菜水果。最近牙龈肿胀、疼痛,刷牙时还总是出血,身上有些部位有出血点。他怀疑自己缺乏维生素C。

请简述维生素C缺乏的基本症状与体征,并给小张一些营养建议。

如果你不能解决以上案例问题,请自主开启你的学习之旅吧!

项目一

营养学基础知识认知

任务1　揭秘营养的生理基础——消化系统

一、消化系统与生理营养

　　食物是营养素的载体，营养素被机体利用代谢前，需要在人体消化系统中完成消化、吸收、解毒等有规律的变化。吸收后的营养素在体内参与代谢，会产生一些代谢废物，将这些代谢废物排出体外的过程称为排泄。食物从消化、吸收、代谢到排泄的过程统称生理营养。人体的消化系统为生理营养的顺利完成提供适宜的场所环境及消化液。

　　人体消化系统包括消化道和消化腺两个部分。消化道包括口腔、食道、胃、小肠、大肠、肛门，是开展生理营养的结构场所；消化腺包括唾液腺、胰腺、肝脏，是分泌消化液促进营养素消化的重要组织器官。

二、食物消化、吸收、代谢、排泄

（一）消化

　　第一站口腔：食物的消化包括机械消化和化学消化。口腔是消化道最前端的开口，是食物进入消化道的门户，是食物最开始消化的场所。口腔有牙齿、舌头咀嚼食物，开始初步的机械消化，咀嚼次数多时间长，食团越糜烂，机械消化越明显，更有利于后续消化。口腔中还存在腮腺、颌下腺和舌下腺三对唾液腺，分泌的唾液可以促进食物中的淀粉初步化学消化。

　　第二站胃：食团进入胃后开启了进一步消化。胃位于身体左上腹，是消化道最膨大的部分。胃肌肉收缩、舒张、胃蠕动产生机械消化和食团混合移动，胃内部黏膜分泌胃液，可以促进食物蛋白质的初步化学消化。

　　第三站小肠：食糜进入小肠实现最终消化。小肠是消化道最重要的消化器官。小肠长5~7m，由十二指肠、空肠、回肠组成。小肠的收缩、分解运动和蠕动可以促进食糜混合和机械消化；小肠处汇集来自胰腺分泌的胰液、肝脏细胞合成的胆汁及肠腺分泌的肠液，促进大分子营养素的彻底化学消化。

（二）吸收

吸收与营养素分子大小、状态、环境条件等相关，分为被动扩散、易化扩散和主动转运三种形式。无需消化的小分子营养素通过被动扩散或易化扩散在胃、十二指肠、空肠完成直接吸收，无需能量和载体，比如胃吸收乙醇和水，十二指肠吸收钙、镁、铁、锌等矿物质，空肠吸收大部分维生素；大分子营养素经过消化产生的小分子最终都在空肠以主动转运方式完成最终吸收，需要载体、能量及浓度梯度，比如葡萄糖、氨基酸、脂肪酸及二肽、甘油等。部分水和盐在大肠被重吸收。

（三）代谢

吸收进入体内血液或淋巴的小分子营养物质被身体各组织器官通过代谢加以利用。机体代谢包括同时进行的营养物质代谢和能量代谢，既有合成反应也有分解反应。有用的成分被利用，代谢废物被排泄。

（四）排泄

营养物质和能量代谢产生的不能被利用的或有害的或过剩的废物需要及时排出体外，才能维持人体内环境的稳定，这个过程称为排泄，是生理营养最后不容忽视的环节。排泄途径有四条：一是气管、支气管和肺脏等呼吸器官，主要排泄二氧化碳和水；二是皮肤汗液，主要排泄多余的热量、水分、氯化钠和尿素；三是肾脏尿液，人体最为重要的排泄途径，主要排泄过多水分、尿素离子等；四是大肠粪便，主要排泄未被消化或未被吸收的残渣发酵废物、脱落的消化道细胞、细菌、重金属、胆色素衍生物等。

任务2　探究生命的动力——能量

能量又称热量、热能。从体内的新陈代谢到体外的劳动、学习、运动等，人体的一切生命活动都需要能量。伴随营养物质代谢进行的能量代谢是人体能量转化、贮存和释放的主要方式。能量单位以焦耳（J）或千焦（kJ）或兆焦（MJ）标示，习惯上也会采用非法定单位卡（cal）或千卡（kcal）表示。

$$1kcal=4.186kJ；1kJ=0.239kcal$$

一、三大产能营养素

地球上所有生物体所需能量均来自太阳辐射，生物体通过光合作用和代谢作用实现了能量的贮存和转化。为人体生命活动提供能量的营养素称为"产能营养素"，主要有糖类、脂肪和蛋白质，这些物质既是主要营养物质又可以在代谢中产生热能，主要存在于粮谷类、薯类、豆类、坚果类、油料作物、动物性食物等当中。此外，体外摄入的乙醇和一些有机酸（柠檬酸、苹果酸）也能产生能量。1g乙醇在体内约产生7kcal的热量。

（一）糖类

糖类是体内主要的供能营养素，供能占比50%～65%，脑组织所需要的能量主要来自葡萄糖的有氧氧化，因而缺氧脑组织非常敏感，对血糖的依赖性也比较大。这体现了糖类供能不仅主要，更是不能缺少。

（二）脂肪

脂肪是体内次要供能营养素，供能占比20%～30%，是机体贮存能量的重要形式。体内多余的葡萄糖通过转化也会以脂肪形式贮存。

（三）蛋白质

蛋白质是体内最次要的供能营养素，供能占比10%～15%，只有在长期不进食或体力极度消耗时，才会由蛋白质分解产生的氨基酸供能。另外，从食物中摄入过多蛋白质或不符合需要的蛋白质，也会被氧化释放能量，通常也以脂肪形式贮存。

二、人体主要能量消耗

（一）基础代谢

基础代谢（BM）是指人体为了维持机体各器官进行最基本的生理机能所消耗的能量，如维持正常体温、血液运动、呼吸运动、骨骼肌的张力及腺体活动等。通常轻度身体活动水平成人的基础代谢占人体总能量消耗的60%～70%。基础代谢因体格、性别、年龄、环境温度、气候等不同有差异，通常体格面积大、男性年龄偏小、环境温度高或低、气候恶劣等情况下，基础代谢会变大。

（二）身体活动

身体活动包括人体日常生活中的学习、工作、交通运动、家务劳动、运动锻炼及休闲活动等。通常各种身体活动所消耗的能量占总体消耗的15%～30%，活动强度越大，持续时间越长，能量消耗越大。

（三）食物热效应

食物热效应是指人体因进食而引起的食物消化、吸收、转运、代谢及贮存需要额外增加能量消耗的现象。影响食物热效应的因素包括营养素、进食量、进食频率等。通常进食蛋白质的食物热效应较大，进食量越大和进食频率越快，食物热效应越大。

三、能量平衡

能量平衡是指从体外摄入的能量与体内消耗的能量大体相当，通过能量需要量来衡量。能量需要量（EER）是指能长期保持良好的健康状态、维持良好的体型和机体机构以及理想的身体活动达到能量平衡时所需要的膳食能量摄入量。

影响能量需要量的因素包括身体活动水平、身体大小、年龄和环境温度等，人们可以查询《中国居民膳食营养素参考摄入量（2013版）》（附录一）获得能量需要量参照值。

任务3 探秘生命的源泉——水

水是由氢、氧两种元素组成的结构简单的无机物，在常温常压下为无色、无味、无固定形状的透明液体，具有较强的溶解性和电解力。水作为人体的重要组成部分，是人体维持生命活动最基本的物质基础，是人体所需营养素中含量最高的物质。一个人只供水不供给任何食物条件下，可存活数周；相反，如果断水5～10天，失去全身水分10%时即可危及生命，甚至死亡。

一、水在人体内的分布

水是人体中含量最多的成分，占一个健康成年人体重的60%～70%。不同年龄、性别、体型和胖瘦的人，其体内含水量存在明显的差异。男性体内含水量通常比女性高。年龄越大，体内含水量减少，脂肪组织占体重的比例越高，体内水分含量就越低。

水在体内主要分布在细胞内和细胞外。细胞内液占总体液的2/3，细胞外液占1/3。包括组织液、血浆、淋巴和脑脊液等。不同组织器官中水分含量相差较大，代谢旺盛的内脏器官和肌肉细胞中的水分含量较高，而在代谢不活跃或稳定的脂肪和骨骼中水分含量较低，详见表2-1。

表2-1 人体各组织器官中水分含量

组织器官	水分含量/%	组织器官	水分含量/%
血液	83.0	大脑	74.8
肾脏	82.7	肠	74.5
心脏	79.2	皮肤	72.0
肺脏	79.0	肝脏	68.3
脾脏	75.8	骨骼	22.0
肌肉	75.6	脂肪	10.0

二、水的主要生理功能

（一）构成细胞和体液

水广泛分布在细胞内外，构成人体的成分和内环境。水在人体组成中约占60%，在体液和血浆中约占80%以上，在肌肉中约占75%。

（二）溶剂和参与生化反应

一切营养素和代谢产物都以水为溶剂。水不仅将营养物质输送到全身各处发挥复杂的生理功能，同时将细胞的代谢废物如二氧化碳、尿素带到肺、肾脏、皮肤排出体外。水是一切生化反应的必需物质，参与水解、水化、加水脱氧等重要生化代谢过程。

（三）润滑剂

润滑剂存在于关节、胸腔、腹腔和胃肠道等，水分能起到缓冲、润滑、保护的作用，特别是关节腔内的水分使关节运动更加自如，减少软骨及骨之间的磨损。

（四）调节体温

水的比热大，1g水上升1℃需要4.18J的热量，在37℃体温条件下蒸发1g水可带走2.4kJ的热量。因此，高温环境下，人体通过蒸发汗液维持体温；水的流动性大，能迅速将体内代谢产生的热量分散于全身，可以保持体温稳定。

三、人体水的缺乏与过量

（一）人体水缺乏症

正常情况下，人体水缺乏并不常见。一般水摄入不足或水丢失过多而电解质钠丢失较少会引起体内高渗性缺水。这种缺水的临床症状可分为：①轻度缺水：缺水量为体重的2%～4%，表现为口渴，尿量减少，尿呈深黄色；②中度缺水：缺水量为体重的4%～8%，表现为极度口渴、全身乏力、尿少、尿比重高、唇干舌燥、声音撕裂、皮肤弹性差、眼窝凹陷、心情烦躁；③重度缺水：缺水量为体重的8%以上，除以上症状外，还表现为躁狂、幻觉、谵语，甚至昏迷等脑功能障碍的症状；④极重度缺水：缺水量为体重的20%时，会引起死亡。

（二）人体水中毒

正常人体极少出现水中毒现象，但当个体为了避免中暑或燥热，在短时间内摄入大量去离子低渗水，会造成细胞肿大，出现乏力、肌肉痉挛等表现。人体内水分的增加超过正常水平的10%，就会导致水肿，甚至危及生命。在疾病状况下，如肾脏病、肝病等，如果水摄入量超过肾脏排出的能力，会引起人体急性水中毒，并导致低钠血症。水中毒时会有头痛、恶心、呕吐、记忆力减退、迟钝恍惚等表现。

四、水的消化、吸收与代谢

水是一种结构简单的小分子无机物,在人体内无需消化,大部分直接在胃里通过被动扩散被吸收,大肠中的结肠辅助吸收部分排泄水。

水在体内维持动态平衡,即摄入水量与排泄水量大体相等。体内摄入水来源包括饮用水、食物水和内生水。内生水主要源于蛋白质、脂肪和碳水化合物代谢产生的水。体内排泄水主要通过肾脏,约占60%,其次是皮肤、肺脏和粪便。水的排出受到气候、环境温度和湿度、个体的运动量及劳动强度等因素影响。在温和气候条件下,轻度身体活动水平的成年人每日水摄入量和排泄量(表2-2)处于动态平衡, 大致维持在2000~3000mL。

表2-2　成年人每日水的摄入量和排泄量

来源	摄入量/mL	途径	排泄量/mL
食物水	500~1000	肾尿	1000~2000
饮用水	1500~1700	非显性汗	500
内生水	300	肺呼出	350
		粪便	150
摄入总量	2300~3000	排出总量	2000~3000

注:在温和气候条件下,轻度身体活动水平的成年人。

五、水的体外来源

水的体外来源主要是饮用水和食物水。美国营养学家指出:硬度170mg/L,总溶解固体为300mg/L,偏碱性的水最适合饮用。

饮用水包括白水和饮料。目前我国居民饮用白水主要为白开水、管道优质直饮水、天然矿泉水和纯净水。食物水包括食物本身所含的水和烹调过程中加入的水,常见水分含量(>80%)较多食物主要有液态奶、豆浆、蔬菜类、水果类、汤类和粥类。饮水温度不宜过高,建议10~40℃,超过65℃,会增加食管癌的患病风险。加工饮料通常有添加糖,日常生活中不能把饮料当作水的主要来源,更不能替代白水。

(一)白开水

白开水是指达到了国家生活饮用水标准的自来水,煮沸后可以直接饮用的水,从经济和卫生角度考虑,白开水是我国居民经济、方便、安全的饮用水。

(二)管道直饮水

管道直饮水是以分质供水的方式,在居住小区建设直饮水的水处理中心,去除水中的有害物质,保留对人体有益的微量元素和矿物质,采用优质管材输送给用户直接饮用的水。

（三）天然矿泉水

天然矿泉水是贮存于地下深处自然涌出或人工采集的水，未受污染且含有偏硅酸、锶、锌、溴等一种或多种微量元素，并含有较多的有益于人体健康的溶解性矿物质，经过过滤等净化工艺制成。

（四）纯净水

纯净水是指符合饮用卫生标准的水，采用蒸馏法、电渗析法和离子交换法等工艺去除水中矿物质、有害物质、微生物等加工方法制成，从健康角度考虑，长期饮用纯净水，可能造成体内营养失衡。

任务4 探究生命的奥秘——蛋白质

蛋白质是以氨基酸为基本单位、营养素中唯一含有氮元素、化学结构复杂的一大类有机化合物的集合。蛋白质是一切生命的物质基础，与生命的产生、存在、活动、消亡都有十分密切的关系，没有蛋白质就没有生命。

一、氨基酸

氨基酸是蛋白质生物大分子的基本成员，具有氨基（—NH_2）和羧基（—$COOH$）的小分子化合物。存在自然界中的氨基酸有300多种，但组成人体蛋白质的氨基酸只有20多种。

（一）必需氨基酸

人体不能合成，或合成的量不能满足机体需要，必须由膳食提供的氨基酸称为必需氨基酸（EAA）。常见的必需氨基酸有9种：异亮氨酸、亮氨酸、赖氨酸、甲硫氨酸、苯丙氨酸、苏氨酸、色氨酸、缬氨酸、组氨酸。组氨酸对婴幼儿是必需氨基酸，人体对必需氨基酸的需要量随着年龄的增大而下降。

（二）条件（半）必需氨基酸

半胱氨酸和酪氨酸可在人体内分别由甲硫氨酸和苯丙氨酸转变而成，如果膳食中能直接提供这两种氨基酸，则人体对甲硫氨酸和苯丙氨酸的需要量减少30%和50%。所以半胱氨酸和酪氨酸称为条件（半）必需氨基酸。

（三）限制氨基酸

与人体氨基酸模式比较，食物蛋白质中的一种或几种必需氨基酸相对含量较低，导致其他必需氨基酸不能被人体充分利用，从而降低了蛋白质的营养价值，这些含量相对较低的必需氨基酸称为限制氨基酸。其中相对含量最低的称为第一限制氨基酸，余者以此类推，如赖氨酸是谷类食物的第一限制氨基酸，甲硫氨酸为豆类食物的第一限制氨基酸。

二、蛋白质的分类

蛋白质分类方法很多，根据食物蛋白质营养价值评价，可将食物蛋白质分为以下三类。

（一）完全蛋白质

所含必需氨基酸种类齐全，数量充足，相互间比例适当，既能保证人体正常代谢需要，也能促进儿童生长发育，这类蛋白质也称为优质蛋白质，是营养餐必须具备的。如奶类中的酪蛋白和乳蛋白，蛋类中的卵白蛋白，肉类和鱼类中的白蛋白与肌蛋白，大豆中的大豆球蛋白。

（二）半完全蛋白质

所含必需氨基酸的种类比较齐全，但数量不充足，相互间的比例不能完全适合人体的需要，如果将这类蛋白质作为唯一蛋白质食物来源，只能维持生命，但不能很好促进儿童生长发育。如小麦和大麦中的麦角蛋白。

（三）不完全蛋白质

所含必需氨基酸的种类不齐全，数量不充足，相互间的比例不能完全适合人体的需要，如果将这类蛋白质作为唯一蛋白质食物来源，既不能很好促进儿童生长发育，也不能维持生命。如玉米中的胶蛋白，动物结缔组织和肉皮中的胶原蛋白，豌豆中的球蛋白。

三、蛋白质的主要生理功能

（一）构成机体的重要成分

人体中的一切细胞、组织和器官都含有蛋白质，如肌肉、心脏、肾脏等器官由各类蛋白质构成。人体中蛋白质含量占体重的16%，人体细胞除水分外，蛋白质约占细胞内物质的80%。身体的生长发育可视为蛋白质不断积累的过程，蛋白质对处于生长发育中的婴幼儿、儿童和青少年以及孕产妇尤其重要。人体中蛋白质也在不断更新，例如血浆中蛋白质半衰期为10天左右，肠黏膜细胞平均6天，肝脏中蛋白质半衰期为1~8天，红细胞平均120天。只有充足的蛋白质摄入才有利于人体的生长发育、蛋白质更新和疾病的康复。

（二）构成体内多种具有重要生理功能的物质

生物体内的各种生命现象能正常进行，与由蛋白质构成的活性物质密切相关。例如绝大多数酶类是蛋白酶，在机体的合成和分解代谢中起着重要的催化作用；有些激素是蛋白质，如生长激素、性激素、胰岛素、甲状腺素等，调节着各种生理过程并维持内环境稳定；有些可溶性蛋白质可维持体液酸碱平衡；作为运输物质的蛋白质载体如血红蛋白运输氧气、脂蛋白运输脂类；具有防御功能的抗体是一类免疫球蛋白，具有提高机体抵抗力，保护机体免受病菌侵害。含有脱氧核糖核酸的核蛋白是遗传信息传递和表达的重要物质。

（三）供给能量

在一般情况下，供给能量不是蛋白质的主要功能，但在碳水化合物缺乏时，蛋白质才会异生成糖并释放能量。饥饿早期，肌肉的蛋白质分解成氨基酸，在肝脏生成葡萄糖，以维持血糖稳定，保证脑组织等的能量供应。另外，从食物中摄取的蛋白质，有些不符合人体需要，或者数量过多，也会被氧化分解释放能量。正常成人每天所需能量的10%～15%来自蛋白质，1g食物蛋白质在体内代谢约产生16.7kJ（4kcal）的能量。

（四）提供特殊氨基酸

蛋白质中甲硫氨酸是体内最重要的甲基供体，很多含氮物质如肌酸、松果素、肾上腺素、肉碱等在生物合成时需要甲硫氨酸提供甲基。牛磺酸是一种氨基磺酸，在出生前后中枢神经系统和视觉系统发育中起到关键作用。精氨酸能增加淋巴因子的生成与释放，以增强免疫功能。

四、蛋白质互补作用

蛋白质互补作用是指将两种或两种以上的食物蛋白质混合进食，让所含的必需氨基酸的种类和数量互相补充，取长补短达到较好氨基酸比例，氨基酸的构成比值更接近人体蛋白质，使蛋白质的生物价得到相应提高，混合食物蛋白质营养价值大大提高。例如玉米、小米、大豆单独食用，蛋白质的生物价分别为：60、57、64，如按23%、25%、52%的比例混合食用，生物价可以提高到73；玉米、面粉、大米、大豆混合食用，蛋白质营养价值也大大提高，原因在于玉米、面粉、大米中的赖氨酸含量低，甲硫氨酸含量高，而大豆的这两种氨基酸比例正好相反，混合食用时，赖氨酸和甲硫氨酸可互相补充。

人们有传统混合膳食习惯，从理论和实践上证明是合理和科学的。为充分发挥食物蛋白质作用，在营养配餐上需要遵循以下三个原则。

①食物的生物学种属越远越好。如动物性和植物性食物的混合比单纯性植物混合要好；要将食物种属中的鱼、蛋、肉、奶、米、豆、果、蔬、菌藻、搭配组合，混合食用。

②食物种类越多越好。一日三餐中提倡食物多样化，不仅能提高食欲，促进食物在人体内的消化吸收，也能更好发挥蛋白质互补作用。

③食用时间越近越好，最好同时同餐食用。构成人体组织的蛋白质只有同时或先后进入身体组织才能参与合成人体蛋白质，多余的氨基酸暂时贮存在肝脏，短时间等待后仍没有合适氨基酸，这些多余氨基酸就会作为热能消耗掉。因此，不同食物摄入不能间隔太长，一般不超过5h。

五、蛋白质缺乏与过量的危害

（一）蛋白质缺乏症

蛋白质缺乏临床表现为疲倦、体重减轻、贫血、免疫和应激能力下降，血浆白蛋白降低，并出现营养性水肿。蛋白质–能量营养不良（PEM）是存在婴幼儿儿童中常见的蛋白质缺乏症，一般分为消瘦型、水肿型和混合型三类（表2-3）。

表2-3　重度PEM的类型与临床特点

	消瘦型	水肿型
基本原因	能量摄入不足	蛋白质摄入不足，应激状态
发展所需时间	数月至数年	数周至数月
实验指标	血浆白蛋白>35g/L	血浆白蛋白<35g/L
临床过程	较好耐受短期应激 消瘦、皮下脂肪消失 皮肤干燥松弛，体弱无力	伤口愈合差，免疫力下降 感染及其他并发症多 全身水肿虚弱，表情淡漠 头发变色变脆易脱落 生长滞缓
病死率	低	高

（二）蛋白质过多症

动物蛋白质摄入过多，会产生蛋白质过多症，同样会对人体健康造成危害，主要表现如下。

其一，动物蛋白质源于动物性食物，动物性脂肪容易伴随动物蛋白质摄入过多。

其二，正常情况下，人体不能贮存氨基酸，摄入过多蛋白质必须由肝脏代谢掉，再由肾脏排除含氮代谢废物，从而增加了肝脏和肾脏的负担。

其三，过多蛋白质的摄入，也会导致含硫氨基酸摄入过多，会加速骨骼中钙质的流失，易产生骨质疏松症。

其四，同型半胱氨基酸摄入过多可能是心脏疾病的危险因素。

其五，摄入过多动物蛋白质可能与一些肿瘤疾病发生有关，如结肠癌、乳腺癌、肾癌、前列腺癌、胰腺癌等。

六、蛋白质的消化、吸收与代谢

（一）消化

食物蛋白质起始消化部位在胃。胃黏膜细胞分泌的盐酸激活胃蛋白酶，主要作用由甲硫氨酸、亮氨酸等组成的肽键，初步消化食物蛋白质为长链多肽、短链多肽及少量氨基酸。小肠是食物蛋白质主要的消化场所。在胰腺分泌的胰蛋白酶和小肠黏膜分泌的寡肽酶等多种消化酶作用下，多数食物蛋白质最终分解成氨基酸，被小肠黏膜细胞吸收。

（二）吸收

小肠是消化后的蛋白质主要吸收场所，尤其是小肠中的空肠。氨基酸通过主动运输系统被小肠黏膜细胞吸收，然后释放进入血液。少量的二肽、三肽、完整蛋白质有时会逃逸消化直接进入血液。

（三）代谢

多数食物蛋白质消化后转变成氨基酸，被吸收后进入体内氨基酸池，有些被重新合成人体蛋白质用于更新或修复，有些经代谢转变成尿素、氨、尿酸和肌酐等，由肾脏经尿液排出，有些合成其他含氮化合物，如嘌呤碱、肌酸、肾上腺素等，有些转化成糖原和脂肪贮存，其氨基由肝脏形成尿素经肾脏排除。未被消化的蛋白质在大肠内受到细菌的作用，产生胺、酚、吲哚等物质，大部分随粪便排出。

七、蛋白质的主要食物来源

蛋白质的食物来源分为植物性蛋白和动物性蛋白。植物性蛋白中，谷类含蛋白质8%左右，是我国居民的主食，摄入量大，也是膳食蛋白质的主要来源。豆类含蛋白质丰富，大豆蛋白质含量达35%~40%，是植物性蛋白中优质来源。动物性蛋白中，蛋类含蛋白质11%~14%，乳类含蛋白质3%~5%，是人体优质蛋白质重要来源，常作为参考蛋白质。新鲜的畜肉、禽肉、鱼肉含蛋白质15%~22%，也是优质蛋白质的重要来源。在营养餐中，一般要求动物蛋白和大豆蛋白应占膳食蛋白质总量的30%~50%。

任务5　探究能量的主要来源——糖类

糖类也称碳水化合物，是自然界最丰富的能量物质。它是由碳、氢、氧三种元素组成的一类家族化合物。营养学上，一般将糖类分为单糖、双糖、寡糖和多糖四类。

一、常见的糖类

（一）单糖

单糖是自然界不能被水解的最简单的碳水化合物，是构成双糖、寡糖和多糖的基本构成单位。单糖易溶于水，有甜味，不经消化就可以被人体吸收利用。常见的单糖有葡萄糖、果糖、半乳糖。葡萄糖是单糖中最重要的一种，人体的血糖就是葡萄糖，正常含量为3.8~6.1mmol/L。果糖是自然界中甜度最高的糖，蜂蜜含量最多。

（二）双糖

由两个单糖分子上的羟基脱水产生的糖苷，主要双糖有蔗糖、麦芽糖和乳糖。纯净蔗糖是无色晶体，易溶于水，比葡萄糖、麦芽糖甜。甜菜和甘蔗中蔗糖的含量极高。麦芽糖以谷类种子发出的芽含量最多，尤其是麦芽。乳糖只存在人乳和动物乳汁中，不溶于水，甜度仅为蔗糖的1/6，是婴幼儿哺乳期碳水化合物的主要来源。

（三）寡糖

寡糖也称低聚糖，是由3~9个单糖构成的小分子多糖。寡糖不容易被人体消化，常见寡糖有棉子糖、水苏糖、低聚果糖、大豆低聚糖等，广泛存在豆类中。低聚果糖和大豆低聚糖是肠道大肠双歧杆菌与乳酸菌的增殖因子，也是膳食纤维素的重要来源。

（四）多糖

由大于或等于10个葡萄糖分子脱水缩合而成，无甜味，不形成结晶，无还原性，一般不溶于水。在营养学上可以分为非淀粉多糖和淀粉多糖。非淀粉多糖是植物细胞壁重要的组成成分，主要包括纤维素、半纤维素、果胶和木质素等，在体内不能被消化，营养学上称为膳食纤维；淀粉多糖根据结构和可消化性有以下分类。

1. 直链淀粉和支链淀粉

直链淀粉又称糖淀粉，是一个线性结构，由几百个葡萄糖单元构成，能被淀粉酶水解为麦芽糖，能溶于热水而不成糊状，遇碘显蓝色，在食物淀粉中含量较少，通常占19%~35%，富含直链淀粉的食物通常容易老化，形成难以消化的抗性淀粉；支链淀粉又称胶淀粉，是一个枝杈型结构，由几千个葡萄糖单元构成，不溶于冷水，与热水作用容易糊化，遇碘产生棕色反应，在食物淀粉中含量较多，通常占65%~81%，消化率较高。

2. 可消化淀粉和抗性淀粉

可以消化吸收且产生能量的淀粉称为可消化淀粉，在小肠不能被消化的淀粉称为抗性淀粉（RS）。抗性淀粉在生的马铃薯、生香蕉、生豆子和高直链玉米相对较多。回生淀粉是抗性淀粉的主要成分，已经广泛用于减肥代餐食品中。

二、糖类的主要生理功能

（一）提供和储存能量

膳食碳水化合物是人类最经济、最主要、最直接、最快速的能量来源。1g碳水化合物在体内可提供16.7kJ（4kcal）能量。维持人体健康所需的50%～65%能量由碳水化合物提供。中枢神经系统，特别是大脑组织和成熟红细胞只能利用葡萄糖氧化供给的能量，血糖浓度较低时容易引起大脑功能障碍，出现头晕、昏迷、痉挛，甚至死亡。同时导致心脏和神经系统功能障碍。糖原是肌肉和肝脏碳水化合物的储存形式，能量储存有限，一旦机体需要，如人体剧烈运动，肝脏解毒时，糖原会迅速分解，释放葡萄糖无氧酵解提供能量。

（二）构成机体重要组成成分及重要生命物质

碳水化合物是机体的重要组成成分，参与许多生命过程。每个细胞都有碳水化合物，其含量为2%～10%，主要以糖脂、糖蛋白和蛋白多糖等形式存在。细胞膜上的糖蛋白是抗体、酶、激素、核酸的组成部分，有着重要的生理功能；糖脂是细胞膜和神经组织的重要成分；对遗传信息起传递作用的核酸是由核糖和脱氧核糖参与构成。蛋白多糖广泛存在于骨、软骨、肌腱、角膜、皮肤、血管等部位。

（三）节约蛋白质消耗

满足机体热能的需要是碳水化合物的首要功能。当膳食中碳水化合物供应不足时，机体为了满足自身对葡萄糖的需要，通过糖异生作用，动用体内蛋白质，甚至是肌肉、肝脏、肾脏、心脏等蛋白质转变而来。长期下去将因这些蛋白质过度分解而对机体器官造成伤害，为了减少这类糖异生，提供充足碳水化合物，可以节约体内蛋白质的消耗，同时提高膳食蛋白质的生物利用率。

（四）解毒并保护肝脏

葡萄糖经醛糖酸途径生产葡萄糖醛酸，是人体重要的解毒剂，在肝脏能与许多有害物质如细菌毒素、四氯化碳、酒精、砷等结合消除或减少毒性。摄入充足的糖可以增加肝糖原，有助于增强肝细胞再生，形成糖蛋白可以保持蛋白质在肝脏的储藏量。不消化的碳水化合物在肠道菌作用下发酵所产生的短链脂肪酸有着较好解毒和促进健康作用。

（五）抗生酮、防酸中毒

脂肪代谢需要碳水化合物参与。脂肪在体内代谢产生的乙酰辅酶A需要与葡萄糖代谢的中间产物草酰乙酸相结合，才能进入三羧酸循环被彻底氧化。如碳水化合物不足，脂肪氧化不全，产生大量的酮体，进入血液，降低了血液pH，改变血液内环境引起酸中毒。饥饿和糖尿病人比较容易发生酮症酸中毒，摄入适量碳水化合物可抗生酮、防酸中毒。

三、糖类缺乏与过量的危害

（一）糖类缺乏的危害

碳水化合物摄入不足常出现在禁食状态下。由于得不到充足碳水化合物的供应，血液葡萄糖值下降到正常值以下，最先发生低血糖症，持续不足会进一步影响中枢神经系统功能紊乱，严重时引起低血糖昏迷甚至死亡。肝糖原储备不足时，肝细胞再生受影响，肝解毒功能降低，增加了肝受毒素危害的可能，人体对肝炎病毒的免疫力下降。碳水化合物摄入不足，影响脂肪代谢，产生大量酮体引起血液酸中毒。同时引起体内蛋白质额外消耗，损伤重要脏器。

（二）糖类过量的危害

精制糖即蔗糖摄入过量，容易引发龋齿、冠心病。由于肝糖原和肌糖原储存量有限，膳食中碳水化合物摄入过多时，剩余葡萄糖将转化为脂肪无限储存，进而导致肥胖，诱发心血管疾病、高血压、糖尿病等。

四、糖类的消化、吸收与代谢

（一）消化

碳水化合物的消化主要指淀粉的消化，开始于口腔。口腔的唾液淀粉酶可将淀粉水解为短链多糖和麦芽糖，这种水解作用在口腔中有限。淀粉在胃里几乎不进行消化，小肠是淀粉消化的主要场所，在胰淀粉酶作用下，最终分解成被人体容易吸收的单糖，如葡萄糖、果糖等。发酵也是碳水化合物消化的一种方式，是指在小肠内不被消化的碳水化合物被结肠菌群分解，产生氢气、甲烷气、短链脂肪酸等一系列过程。

（二）吸收

碳水化合物消化后的产物以单糖形式存在，主要是葡萄糖，小肠是单糖的主要吸收场所。单糖首先进入肠黏膜上皮细胞，通过易化扩散进入小肠壁的毛细血管，经门静脉进入肝脏，60%以上在肝脏代谢。

（三）代谢

碳水化合物的代谢主要包括无氧酵解和有氧氧化。无氧酵解是指葡萄糖在无氧条件下，经过一系列酶促反应最终生产丙酮酸的过程。无氧酵解供给能量不多，但是供给速度快。有氧氧化是葡萄糖代谢获取能量的主要方式，所释放的能量是无氧酵解的18倍。这种方式不仅释放能量的效率高，而且其利用率也高。葡萄糖进入肝细胞后与磷酸反应生成葡萄糖-6-磷酸，经过三羧酸循环，最终氧化生成二氧化碳和水。部分葡萄糖在肝脏和肌肉中合成肝糖原和肌糖原，贮存满了以后，葡萄糖就转变成脂肪贮存在脂肪组织中。

碳水化合物的排泄与消化率有关。其中单糖、双糖、淀粉消化率为100%，其代谢产物主要是二氧化碳和水，经尿液、呼气或肠道排除。

五、糖类的主要食物来源

膳食淀粉主要来自粮谷类（60%～80%）和薯类（15%～29%）；乳糖来自新鲜乳液及奶制品；非淀粉多糖主要来自水果蔬菜类；单糖和双糖主要来自糖果、甜食、甘蔗、蜂蜜和含糖饮料。

任务6　探究能量的次要来源——脂类

脂类是一类具有重要生物学作用的有机化合物，是脂肪和类脂的总称，不溶于水而溶于有机溶剂。人体贮存的脂类中脂肪占99%，室温下呈液态或固态，故脂肪也称油脂，是能量密度最高的营养物质。

一、常见的脂类

（一）脂肪

脂肪又称甘油三酯，由碳、氢、氧元素组成的一种有机化合物，由一分子甘油和三分子脂肪酸通过酯键结合而成。脂肪的特性和功能与脂肪酸有着很大的关系。脂肪酸可由脂肪水解获得，营养学上认为最具价值的脂肪酸主要有n-3系列和n-6系列不饱和脂肪酸。如n-3系列中的α-亚麻酸和n-6系列中的亚油酸近年被确定为人体必需脂肪酸。必需脂肪酸是人体生理功能不可缺少，但在体内不能合成，必须由食物供给，能够预防和治疗脂肪酸缺乏所造成疾病的一类脂肪酸。亚油酸能衍生出花生四烯酸，亚麻酸可衍生出二十碳五烯酸（EPA）和二十二碳六烯酸（DHA）。

根据空间构象，不饱和脂肪酸分为顺式脂肪酸（CFA）和反式脂肪酸（TFA）。常用的植物油均属于顺式脂肪酸，熔点低，消化吸收率高；自然界中的反刍动物的脂肪酸属于反式脂肪酸，熔点高，消化吸收率低，目前尚未发现天然食物中的反式脂肪酸对人体健康不利，但是人造反式脂肪酸也称氢化植物油，如人造奶油、人造黄油、色拉油、起酥油、煎炸油等可以引起人体血脂代谢异常，增加心血管疾病发生的风险，目前，美国、瑞典等国家已经宣布将逐步禁止在食品中使用人造反式脂肪酸。

（二）磷脂

磷脂主要包括卵磷脂、脑磷脂和磷脂酰肌醇。所有细胞都含磷脂，广泛存在细胞膜和血液中，在脑、肝脏和神经中含量最高。

（三）胆固醇

胆固醇是人体和动物体内重要的一类固醇类类脂。大部分与脂肪酸结合形成胆固醇酯贮存体内。对大多数组织来说，保证胆固醇的供给，对维持其代谢平衡十分重要。人体约含胆固醇140g，广泛分布于脑及神经组织、肝脏、肾脏、皮下脂肪等。人体内的胆固醇来源有两个：内源性胆固醇，约占总量的75%；外源性胆固醇，约占总量的25%。保证合理的胆固醇摄入，才更有利于人体健康。

二、脂类的主要生理功能

（一）构成机体重要组成成分

脂类占正常人体重的14% ~ 19%，是构成机体重要物质，99%的脂类以甘油三酯形式贮存在脂肪组织内，有些类脂如磷脂、胆固醇及糖脂是机体所有细胞膜的重要组成成分。胆固醇是胆酸、7-脱氢胆固醇、维生素D_3、肾上腺皮质激素等重要活性物质和激素的前体物质，必不可少。

（二）供给和贮存能量

机体离不开贮存脂肪功能，甘油三酯是重要的能量来源。1g脂肪在体内氧化可产生37.7kJ（9kcal）能量。人体所需总能量的20% ~ 30%是由脂肪提供。当人体能量不能及时被利用或过多时，就转变为脂肪贮存起来，当人体消耗能量大于摄入量时，贮存的脂肪可随时补充机体所需的能量。

（三）提供必需脂肪酸

人体必需脂肪酸及其他具有特殊营养学意义的多不饱和脂肪酸只有靠膳食脂肪来提供。必需脂肪酸是组织细胞的主要成分，可维持细胞膜的结构和功能。必需脂肪酸与胆固醇代谢关系密切。

（四）促进脂溶性维生素的吸收

机体重要的脂溶性维生素A、维生素D、维生素E、维生素K等只存在脂肪中，如动物肝脏脂肪中含丰富的维生素A，麦胚芽油中含有丰富的维生素K，同时脂溶性维生素也只有在脂肪存在的环境中才能被吸收。膳食中缺乏脂肪或脂肪吸收障碍时，会引起机体内脂溶性维生素不足或缺乏。

（五）维持体温，保护脏器

脂肪是一种不良的导体，可阻止身体表面的热量散失，在冬天保持人体的正常体温有重要作用，有助于御寒。存积在皮下的大量脂肪像软垫一样，能起缓冲作用，同时可滋润皮肤，增加皮肤弹性，延缓衰老；存积在脏器周围的脂肪能起支撑固定作用。

三、脂类缺乏与过量的危害

（一）脂类缺乏

膳食中必需脂肪酸缺乏可引起生长迟缓，生殖障碍，皮肤损伤及肝脏、肾脏、神经和视觉方面的疾病。磷脂的缺乏会造成细胞膜结构受损，出现毛细血管的脆性增加和通透性增加，皮肤细胞对水的通透性增高而引起水代谢紊乱，产生皮疹。

（二）脂类过量

摄入过多的脂肪和胆固醇容易引起高脂血症、肥胖、高血压、动脉粥样硬化、心脏病、脂肪肝、癌症等疾病。

四、脂类的消化、吸收与代谢

（一）消化

脂类消化主要场所在小肠，口腔和胃没有脂类的化学性消化。肝细胞分泌的胆汁中有胆盐和胆汁酸，能把食物脂肪乳化成乳胶微粒，然后被胰脂肪酶和肠脂肪酶逐步水解成甘油和脂肪酸。

（二）吸收

脂类主要在十二指肠下段和空肠内被吸收。脂肪水解后的小分子如甘油、短链和中链脂肪酸，容易通过易化扩散进入小肠黏膜细胞，直接进入血液；甘油单酯和长链脂肪酸在小肠黏膜细胞重新酯化为甘油三酯，与磷脂、胆固醇及特定蛋白质结合成乳糜微粒通过出胞转运进入淋巴液中，随着血液循环流遍全身，以满足机体对脂肪和能量的需要。

（三）代谢

脂类吸收后在体内代谢表现为合成代谢和分解代谢，包括甘油三酯、磷脂、胆固醇、血浆脂蛋白四类脂类物质的代谢，受胰岛素、胰高血糖素、饮食营养、体内生化酶活性等复杂而精密的调控，转变成身体各种精细生化反应所需要的物质成分。肝、脂肪组织、小肠是合成脂肪的重要场所，以肝的合成能力最强。合成后要与载脂蛋白、胆固醇等结合成极低密度脂蛋白（VLDL），进入血液运到肝外组织储存或加以利用。若肝合成的甘油三酯不能及时转运，会形成脂肪肝。

五、脂类的主要食物来源

膳食脂类主要来源于烹调用油和食物本身含有的脂类。动物性食物以畜肉类脂肪含量最丰富，且以饱和脂肪酸为主，如猪油、牛油、羊脂、肥肉、奶脂、蛋类及其制品；禽类和鱼类脂肪含量较低，以不饱和脂肪酸为主，如深海鱼类的脂肪中含有较多的EPA和DHA。

植物性食物如菜籽油、大豆油、花生油、芝麻油、玉米油等各种植物油（椰子油、棕榈油、可可油除外）和大豆、花生、瓜子、核桃、芝麻等含脂肪丰富，主要由不饱和脂肪酸组成，其中单不饱和脂肪酸主要是油酸，如茶油（78.8%）、橄榄油（83%）、花生油（40.4%）。

胆固醇含量丰富的食物有动物脑、蛋黄、鱼子、鱿鱼、墨鱼、动物内脏等；磷脂丰富的食物有脑、心、肝、肾、大豆、蛋黄、瘦肉、花生等。

任务7 探秘生命的尘土——矿物质

人类生命的进化是人与自然平衡的结果。人体中几乎含有自然界所有化学元素，除了碳、氢、氧和氮主要以有机化合物（如碳水化合物、脂肪、蛋白质、维生素等）的形式存在以外，其余的元素均称为矿物质，也称无机盐或灰分。矿物质根据其在人体内的含量及对人体的生理功能分为常量元素和微量元素两类。常量元素在人体内的含量一般大于体重的0.01%，每日人体需从膳食中补充量在100mg以上的元素有钙、磷、钠、钾、氯、镁和硫7种；微量元素在体内的含量一般小于体重的0.01%，每日需要量很少，以微克计，但对人体来说必不可少。1995年FAO／WHO将在微量元素中的铜、钴、铬、铁、氟、碘、锰、钼、硒和锌10种元素列为维持正常人体生命活动不可缺少的必需微量元素，将硅、镍、硼和钒4种列为可能必需微量元素，而将铅、镉、汞、砷、铝、锡和锂7种列为具有潜在毒性，但低剂量可能具有功能作用的微量元素。

一、钙

钙是人体含量最多的无机元素，正常成人体内含钙总量约为1200g，其中约99%集中在骨骼和牙齿中，主要以羟磷灰石 $[Ca_{10}(PO_4)_6(OH)_2]$ 结晶的形式存在；其余1%的钙，一部分与柠檬酸螯合或与蛋白质结合，另一部分则以离子状态分布于软组织、细胞外液和血液中，统称为混溶钙池。混溶钙池中的钙与骨骼当中的钙保持着动态平衡，维持体内细胞正常生理功能。

（一）钙的主要生理功能

1. 构成骨骼和牙齿的主要成分

骨中的钙不断地从破骨细胞中释放出进入混溶钙池，保证血浆钙的浓度维持恒定；而混溶钙池中的钙又不断沉积于成骨细胞。随着年龄的增大，人体骨量不断增加，达到巅峰值后逐年减少，进入老年期容易出现骨质疏松症。

2. 维持神经和肌肉的活动

心脏的正常搏动，神经肌肉的兴奋以及神经冲动的传导等都需要钙的参与。当体液中钙离子浓度降低时，神经和肌肉的兴奋性增强，肌肉出现自发性收缩，严重时出现抽搐；当体液中钙离子浓度增加时，则抑制神经和肌肉的兴奋性，严重时引起心脏和呼吸衰竭。

3. 参与凝血过程

在钙离子存在下可使凝血酶原转变为凝血酶，然后凝血酶再使纤维蛋白原聚合成纤维蛋白，使血液凝固。

4. 参与多种酶活性的调节

直接参与脂肪酶、三磷酸腺苷酶活性调节，还能激活腺苷酸环化酶和钙调蛋白的代谢过程，参与细胞的一系列生命活动。

（二）钙的消化、吸收与代谢

钙无需消化直接以钙盐形式在十二指肠和空肠上段被主动吸收。膳食中钙消化吸收率波动比较大，在20%～60%不等，膳食中存在阻碍钙吸收的因素，也存在促进钙吸收的因素。饮食中尽量避免阻碍钙吸收，充分利用钙吸收的条件。

1. 阻碍钙吸收的因素

（1）植酸和草酸　植物性食物（如谷类、蔬菜等）中植酸和草酸含量较高，容易和钙形成难溶性的植酸钙和草酸钙而抑制钙的吸收。

（2）过多膳食纤维　可能是由于膳食纤维中的醛糖酸残基与钙结合成不溶性钙盐的结果。

（3）体内维生素D不足　当体内维生素D不足时，钙结合蛋白质的合成量减少，钙的运载能力降低，主动吸收能力也随之下降。

（4）食物中钙磷比例不平衡　钙或磷任何一种矿物质含量过多或过少，都会相互影响其吸收率。

（5）脂肪消化不良　可能是钙与未被消化吸收的游离脂肪酸，特别是饱和脂肪酸形成难溶性的钙皂乳化物从粪便排出。

（6）其他　饮酒过量、活动很少或长期卧床的老人、病人以及一些碱性药物（如黄连素、四环素等）都会使钙的吸收率下降。

2. 促进钙吸收的因素

（1）维生素D　在钙的吸收过程中，维生素D的活性代谢产物1，25-$(OH)_2$-D_3通过促进钙结合蛋白质的合成来促进钙的吸收。

（2）乳糖、蛋白质　乳糖可被肠道微生物利用而发酵形成乳酸，从而降低肠内的pH，并可与钙结合成可溶性的乳酸钙来促进钙的吸收；蛋白质的一些代谢产物如赖氨酸、色氨酸、组氨酸、精氨酸等可与钙形成可溶性的钙盐而促进钙的吸收。

（3）一些抗生素如青霉素、氯霉素、新霉素等有利于钙的吸收。

（三）钙缺乏与过量的危害

1. 钙缺乏症

常见的营养性疾病有三种，①佝偻病：钙缺乏引起生长期婴幼儿生长发育迟缓、骨和牙的质量差，新骨结构异常，骨骼变形形成鸡胸、"O"形腿、"X"形腿；②骨质软化或骨质疏松症：常见于成年人和老年人，女性比男性患病率高2～8倍，骨量丢失达12%以上时会出现骨痛，伴随骨折；③手足抽搐症：钙不足至血钙小于1.75mmol/L时，会引起神经肌肉的兴奋性增强而出现抽搐，以腕、踝关节剧烈屈曲和肌肉痉挛为特点，伴随喉痉挛、惊厥。

2. 钙过量

过量钙的摄入可能增加肾结石的危险性；过量的钙干扰其他矿物质的吸收利用，如铁、锌、镁、磷；持续摄入大剂量的钙可使降钙素分泌增多，发生骨硬化，甚至引起奶碱综合征。

（四）钙的主要食物来源

食物中奶和奶制品含钙丰富且吸收率高，是钙的良好来源。此外，水产品中虾、蟹、小虾皮、海带和芝麻酱、豆类及制品、芝麻和绿色蔬菜等含钙也较丰富。

二、铁

铁是人体必需微量元素中含量最多的一种，铁缺乏是全球特别是发展中国家最主要的营养问题之一。成人体内含铁3~5g，约占人体重量的0.004%。体内铁分功能铁和储备铁。功能铁约占75%，大部分存在于血红蛋白和肌红蛋白中，少部分存在于含铁的酶类和运输铁中。储备铁约占总铁含量的30%，主要以铁蛋白和含铁血黄素的形式存在于肝、脾和骨髓中。

（一）铁的主要生理功能

1. 参与体内氧的运送和组织呼吸

铁为血红蛋白、肌红蛋白、细胞色素以及某些呼吸酶的组成成分，参与体内氧的运送和组织呼吸过程。如血红蛋白可与氧可逆性地结合完成氧的输送过程；肌红蛋白的基本功能是在肌肉组织中起转运和储存氧的作用。

2. 维持正常的造血功能

铁在骨髓造血细胞中与卟啉结合形成高铁血红素，再与珠蛋白结合形成血红蛋白。缺铁可影响血红蛋白的合成，甚至影响DNA的合成及幼红细胞的增殖。还可使红细胞变形能力降低，寿命缩短，自身溶血增加。

3. 参与能量代谢

铁是细胞色素酶以及电子传递链主要复合物的重要组成成分，细胞色素酶在线粒体内具有电子传递作用，对细胞呼吸和能量代谢具有重要意义。

（二）铁的消化、吸收与代谢

铁无需消化，常以血红素铁或非血红素铁形式在十二指肠和空肠上段被主动吸收。铁在食物中的存在形式对其吸收率影响很大。食物中的非血红素铁在胃酸作用下，由三价铁还原成亚铁离子，然后与肠道中存在的维生素C及一些氨基酸形成络合物，在肠道以溶解状态存在，以利于铁的吸收。通常无机铁吸收率只有3%～5%；膳食中血红素铁与血红蛋白、肌红蛋白的卟啉结合直接被肠黏膜吸收，一般吸收率为10%～20%。影响非血红素铁在体内吸收的主要因素如下。

①当食物中有植酸盐和草酸盐存在时，它们可与Fe^{3+}形成不溶性铁盐，抑制了铁的吸收利用。

②当胃中胃酸缺乏或服用抗酸药物时，不利于Fe^{3+}的释放，也阻碍了铁的吸收。

③人体生理状况及体内铁的储备多少也显著地影响铁的吸收。如由于生长、月经和妊娠引起人体对铁的需要增加时，铁的吸收比平时增多；体内储存铁丰富，则吸收减少，体内铁储存较少时吸收增加。

④维生素C、维生素B_2、维生素A、胡萝卜素能与铁形成可溶性络合物，有利于铁的吸收，同时维生素C还可将三价铁还原为二价铁，促进其吸收。胱氨酸、赖氨酸、葡萄糖和柠檬酸等也有类似的促进作用。

（三）铁缺乏与过量的危害

长期膳食中铁供给不足，可引起体内铁缺乏，进而导致缺铁性贫血，多见婴幼儿、孕妇及乳母。我国7岁以下儿童贫血平均患病率高达57.6%，其中1～3岁的幼儿患病率最高。孕妇贫血率平均为30%左右，孕末期更高。缺铁性贫血的主要临床症状有皮肤黏膜苍白、易疲劳、头晕、畏寒、气促、心动过速和记忆力减退、皮肤干燥、毛发容易脱落、指甲不光整、扁平甲、反甲和灰甲等。

铁中毒分急性和慢性两种，正常膳食情况下不会铁中毒。急性铁中毒发生在儿童，一些儿童将包装精美并有糖衣或糖浆的铁补充剂误当糖果食用后发生中毒，主要症状为消化道出血，甚至引起死亡。慢性中毒则由于长期过量服用铁补充剂或慢性酒精中毒使铁吸收增加等引起，其症状为皮肤铁血黄素沉积、糖尿、肝硬化等。

（四）铁的主要食物来源

膳食中铁的良好来源为动物肝脏、畜禽瘦肉、鸡蛋、动物全血、鱼类等，植物性食物中海带、黑木耳、芝麻的铁含量较高，各种豆类含铁量也较丰富，此外，桂圆、大枣、鹿茸、当归、熟地黄等含铁丰富，补血效果好。但奶里的含铁量较少，牛奶的含铁量更低，长期用牛奶喂养的婴儿，应及时补充含铁量较丰富的食物。

三、锌

成人体内的含锌量为2～3g。分布在人体所有的组织器官当中，以肝、肾、肌肉、视网膜、前列腺内的含量为最高。血清中锌的正常浓度为100～140μg/100mL，其中75%～85%存在于红细胞内，3%存在于白细胞内，其余12%～22%在血浆中。

（一）锌的主要生理功能

1. 酶的组成成分和酶的激活剂

体内约有200多种含锌酶，其中主要的含锌酶有超氧化物歧化酶、苹果酸脱氢酶、碱性磷酸酶、乳酸脱氢酶等，这些酶在参与组织呼吸、能量代谢及抗氧化过程中发挥重要作用。

2. 促进生长发育和组织再生

锌也是维持RNA多聚酶、DNA多聚酶及逆转录酶等活性所必需的微量元素，从而参与蛋白质合成及细胞生长、分裂和分化等过程。锌还是大脑含量最多的微量元素，与学习及记忆力有关。

3. 促进性器官和性功能的正常发育

锌与精子的形成与功能有关，参与有关内分泌激素的代谢，对促进性器官的发育和性功能的正常有重要的调节作用。

4. 促进食欲

锌与唾液蛋白结合成味觉素，对味觉和食欲起促进作用。

（二）锌的消化、吸收与代谢

锌主要在小肠被吸收，膳食中的锌吸收后与血浆中的白蛋白或转帖蛋白结合，随血液分布全身组织，一般吸收率达20%～30%。促进锌吸收的因素有组氨酸、半胱氨酸、柠檬酸、维生素D等，抑制锌吸收的因素有植物中的植酸、草酸、膳食纤维及过量的钙、铁、铜等。锌代谢后主要通过粪便排出，仅有少量随尿液排出。

（三）锌缺乏与过量的危害

锌不同程度地存在于各种动、植物性食品中，一般情况下可以满足机体的需求。当膳食中缺乏动物性食品或人体需要量增加时容易引起锌的缺乏而出现相应的症状。儿童主要表现为食欲减退或异食癖、生长发育停滞、男孩性腺小，暗适应力降低，严重时导致侏儒症等。青少年表现为性器官发育不全，性成熟推迟，第二性征发育不全。孕妇缺锌可导致胎儿大脑畸形、早产儿、低体重儿。成人长期缺锌可导致性功能障碍、精子数量减少、性不育、皮肤粗糙、免疫功能降低等。

过量服用锌补充剂或食用被锌污染的食物和饮料等均有可能引起锌过量或锌中毒。具体表现为急性腹痛、腹泻、恶心、呕吐等临床症状。但停止服用后症状即可消失。

（四）锌的主要食物来源

锌的来源较广泛，普遍存在于各种食物中。但食物含锌量因地区、品种不同而有较大差异，锌的利用率也不同。通常动物性食物含锌丰富而且吸收率高，如贝壳类海产品，其中牡蛎和鲱鱼的锌含量高达1000mg/kg。肉类、肝脏、蛋类锌含量在20～40mg。豆类、谷类胚芽、燕麦、花生、调味品、全麦制品等也富含锌。蔬菜及水果类锌含量较低。

四、硒

硒在人体内的含量为14～21mg，它广泛分布在体内除脂肪外的所有细胞和组织中。其中以肝、肾、胰、心、脾、牙釉质和指甲中较高，肌肉、骨骼和血液中浓度次之。人体血液中的硒浓度不一，它受生活地区、土壤、水和食物中硒含量的影响。

（一）硒的主要生理功能

1. 抗氧化作用

谷胱甘肽过氧化物酶在机体中具有抗氧化功能，能够清除体内脂质过氧化物，阻断活性氧和自由基的损伤作用，从而保护细胞膜及组织免受过氧化物损伤，以维持细胞的正常功能。硒参加谷胱甘肽过氧化物酶的组成，因此在人和动物体内起到抗氧化的作用。

2. 保护心血管和心肌的健康

硒和维生素E一起对动物心肌纤维、小动脉及微循环的结构及功能均有重要作用。机体缺硒可引起以心肌损害为特征的克山病，而高硒地区人群中的心血管病发病率较低。

3. 有毒重金属的解毒作用

硒与重金属有较强的亲和力，如能与汞、镉、铅等结合成金属—硒—蛋白质复合物而起解毒作用，并促进金属排出体外。

（二）硒的消化、吸收与代谢

硒主要在小肠吸收，人体对食物中硒的吸收率为60%～80%，吸收后的硒经代谢后大部分经肾脏由尿排出。

（三）硒缺乏与过量的危害

硒缺乏是发生克山病的重要原因。克山病分布在我国14个省、自治区的贫困地区，大多发生在山区和丘陵。主要易感人群为2～6岁的儿童和育龄妇女。克山病是一种以心肌坏死为特征的地方性心脏病，临床特征为心肌凝固性坏死，伴有明显心脏扩大、心功能不全和心律失常，重者发生心源性休克或心力衰竭，死亡率高达85%。病因虽未完全明了，但在多年的防治工作中，我国学者发现克山病的发病与硒的营养缺乏有关，并且已用亚硒酸钠进行干预取得了较好的预防效果。

另外，缺硒也被认为是发生大骨节病的重要原因，该病主要是发生在我国西北某些地区，部分人在青少年时期发生的一种地方性骨关节疾病。用亚硒酸钠与维生素E治疗取得了显著疗效。

过量的硒可引起中毒，在土壤中含硒量很高的高硒地区，其所产的粮食中硒的含量也较高，从而可引起人体中毒。据报道，我国湖北恩施地区就曾发生过慢性硒中毒。其中毒症状为头发变干变脆，易脱落，指甲变脆、有白斑及纵纹、易脱落，皮肤损伤及神经系统异常，如肢端麻木、偏瘫、全身麻痹等，严重者可致死亡。

（四）硒的主要食物来源

食物中硒的含量受其产地的土壤和水源中硒元素水平的影响，因而有很大的地区差异。通常海产品和动物内脏是硒的良好食物来源，如鱿鱼、鱼子酱、海参、其他贝类、鱼类和肾脏等。畜禽肉类、全粒谷物及大蒜也含有较多的硒。蔬菜中含量较少。

五、碘

正常成人体内含碘20～50mg，其中约15mg存在甲状腺组织内，其余分布在骨骼肌、肺、卵巢、肾、淋巴结、肝、睾丸和脑组织中。

（一）碘的主要生理功能

碘在体内主要参与甲状腺激素的合成，因此其生理功能主要通过甲状腺激素的生理功能来体现，主要有以下几个生理功能。

1. 促进生物氧化

加速氧的磷酸化过程，调节体内的热能代谢和三大产能营养素的合成与分解，促进机体的生长发育。

2. 促进神经系统发育和组织发育分化

对胚胎发育期和婴儿出生后早期生长发育，特别是智力发育尤为重要。

3. 激活体内许多重要的酶

包括细胞色素酶系、琥珀酸氧化酶系等一百多种酶。

4. 调节组织中的水盐代谢

缺乏甲状腺素可引起组织水盐储留并发黏液性水肿。

（二）碘的消化、吸收与代谢

食物中碘存在形式为有机碘和无机碘。有机碘在消化道内被消化脱碘以后，以无机碘形式被吸收。与脂肪结合的有机碘由乳糜管直接吸收。膳食中的碘吸收迅速且完全，摄入的碘在胃开始吸收，主要部位在小肠。

人体碘代谢受大脑垂体促甲状腺激素的调节。当碘缺乏时，垂体促甲状腺激素分泌增加，甲状腺细胞对碘的吸收和合成甲状腺激素增加。当循环血液中碘和甲状腺激素增加时，可抑制垂体促甲状腺激素的分泌。这种负反馈调节对碘的正常代谢非常重要。

体内的碘由尿、粪、乳汁等途径排出，其中90%由尿排出。

（三）碘缺乏与过量的危害

地方性甲状腺肿（俗称大脖子病）与地方性克汀病是典型的碘缺乏症。地方性甲状腺肿流行地区主要在远离海洋的内陆山区或不易被海风吹到的地区，其土壤和空气含碘量较少，导致该地区的水及食物含碘量很低。地方性甲状腺肿的特征是甲状腺肿大而使颈部肿胀，这是由于膳食中碘供给不足，甲状腺细胞代偿性地增大而引起的。孕妇严重缺碘可影响胎儿神经、肌肉的发育及引起胚胎期和围生期胎儿死亡率上升；婴幼儿缺碘可引起以生长发育迟缓、智力低下、运动失调等为特征的呆小症。目前把伴有地方性甲状腺肿和严重智力缺陷合并神经综合征或有突出甲状腺功能减退及生长发育障碍统称为克汀病。

高碘甲状腺肿和高碘性甲亢是因碘过量引起。碘过量通常发生在饮水和食物中含碘量高的地区，以及在治疗甲状腺肿大等疾病中使用过量的碘剂等情况。一般只要限制高碘的摄入，症状即可消失。

（四）碘的主要食物来源

含碘丰富的食物主要为海产品，如海带、紫菜等是良好的膳食碘的来源。植物性食物中含碘量最低。另外，也可采用碘强化措施，如食盐加碘、食用油加碘及自来水中加碘等。

任务8　揭秘生命的小角色——维生素

维生素是机体维持正常生命活动所必需的一类小分子有机化合物，营养学上按其溶解性可分为脂溶性维生素和水溶性维生素两大类。脂溶性维生素溶于脂肪及有机溶剂，而不易溶于水，可随脂肪被人体吸收并在体内蓄积，排泄率不高，包括维生素A、维生素D、维生素E、维生素K四种；水溶性维生素溶于水而不易溶于有机溶剂，吸收后体内贮存很少，过多会从尿中排出，包括B族维生素与维生素C，B族维生素又包括维生素B_1、维生素B_2、维生素B_6、维生素B_{12}、烟酸、叶酸、泛酸、生物素等。虽然大多数维生素的化学结构与性质不同，但是它们有以下共性。

①维生素均以维生素原（维生素前体）的形式存在于食物中。

②维生素不是构成机体组织和细胞的组成成分，也不会产生能量，它的主要作用是参与机体代谢的调节。

③大多数的维生素，机体不能合成或合成量不足，不能满足机体的需要，必须经常通过食物获得。

④人体对维生素的需要量很小，日需要量常以毫克（mg）或微克（μg）计算，但一旦缺乏就会引发相应的维生素缺乏症，对人体健康造成损害。

一、维生素A

维生素A又名视黄醇或抗干眼病维生素，包括所有具有视黄醇生物活性的一类物质，如动物性来源的维生素A_1和维生素A_2，还包括植物性来源的具有视黄醇活性的胡萝卜素，自然界中大约有600多种胡萝卜素，其中有50种能转化为维生素A发挥活性作用，称为维生素A原或前体。维生素A及前体均溶于脂肪及大多数有机溶剂，在高温和碱性溶剂中比较稳定，一般的烹调加工不容易破坏，但在空气和日光照射下容易破坏，如油脂酸败。

（一）维生素A的主要生理功能

1. 维持正常暗视觉

维生素A能促进视觉细胞内感光物质——视紫红质的合成与再生，视紫红质对暗光敏感，当有充足的视紫红质存在时，人体对暗光环境有较好的适应力。

2. 维持上皮细胞的正常生长与分化

维生素A是调节糖蛋白合成的一种辅酶，对上皮细胞的细胞膜起稳定作用，维持上皮细胞的形态完整和功能健全。当维生素A不足或缺乏初期，最先受到影响的是角膜和结膜，变得干燥软化，泪腺减少。

3. 促进生长发育和铁的吸收

促进蛋白质合成和骨细胞的分化，促进机体的生长和骨骼的发育。在肠道可以与铁络合，使铁保持溶解状态，促进铁的吸收利用。

（二）维生素A的消化、吸收与代谢

食物中的维生素A及前体不需要消化，直接在小肠中与脂肪消化产物一起被乳化成小微粒，然后被肠黏膜吸收。足量的脂肪和抗氧剂维生素C、维生素E的存在，更有利于维生素A吸收。在体内维生素A可以氧化成一系列的代谢产物，70%代谢产物会与葡萄糖醛酸苷结合，由胆汁排入肠道而排泄，30%的代谢产物由肾脏排出。

（三）维生素A缺乏与过量的危害

维生素A缺乏症是由于维生素A或具有视黄醇活性的胡萝卜素供应不足或消化道吸收障碍所

引起的生物体内维生素A缺乏的一种营养代谢病。其病理变化主要以脑脊液压升高、上皮组织角质化、骨骼形成缺陷和胚胎发育障碍为主；临床上以夜盲、眼球干燥、鳞状皮肤、趾甲缺损、繁殖技能丧失、瘫痪、惊厥、生长受阻、消瘦、体重下降等为特征。

维生素A缺乏症是WHO确认的世界四大营养缺乏病之一。全世界因维生素A缺乏每年可造成100万～250万人死亡，50万学龄前儿童因维生素A缺乏而致盲，因维生素A缺乏导致的干眼症患者人数高达1000万人以上。

维生素A过多症是指采食过量的维生素A而引起的骨骼发育障碍，以生长缓慢、跛行、外生骨疣等为临床特征的一种营养代谢病。长期大量使用维生素A可表现出较大的毒性，但胡萝卜素比较安全，即使大剂量长时间使用也不容易产生明显的毒性。

（四）维生素A的主要食物来源

维生素A主要存在于动物性食物中，多数以酯的形式存在于动物的肝脏、鱼肝油、奶油、乳制品及禽蛋中。β-胡萝卜素主要来源于植物性食物如深颜色的蔬菜水果，其中菠菜、胡萝卜、韭菜、辣椒、芒果等含量更丰富。

二、维生素D

维生素D又称抗佝偻病维生素，是一族具有抗佝偻病活性的脂溶性类固醇衍生物，其中主要有维生素D_2（麦角钙化醇）和维生素D_3（胆钙化醇）对生物有营养意义，但维生素D_2的活性低，仅为维生素D_3的1/30～1/20。动物需要的维生素D主要来源于内源性维生素D_3。内源性维生素D_3是由哺乳动物皮肤中的维生素D的前体物质7-脱氢胆固醇在紫外线照射下形成的。外源性维生素D_2主要是由植物中的麦角固醇经紫外线照射后而产生，商品性的维生素D_2是由紫外线照射酵母而产生的。

（一）维生素D的主要生理功能

1. 促进肠道对钙磷的吸收和肾脏对钙磷的重吸收

维生素D大量存在时，可以诱导小肠黏膜细胞合成钙结合蛋白，这种蛋白质能把钙主动转运到血液循环中。维生素D还能增加碱性磷酸酶的活性，促进磷酸酯键的水解和磷的吸收。维生素D还能促进肾脏中的肾小管对钙磷的重吸收。

2. 对骨骼钙的动员，调节血钙平衡

当血钙降低时，维生素D将储存在骨骼中的钙磷动员出来进入血液，同时诱导干细胞、单核细胞变为成熟的破骨细胞，骨钙溶出增加并释放到血液，调节血钙平衡。

（二）维生素D的消化、吸收与代谢

人类和动物获取维生素D主要通过食物摄入和皮肤内形成。通过皮肤内形成的无需消化吸

收，直接参与代谢。而由食物中获得的维生素D需要在小肠内胆汁的协助下与脂肪一起乳化成微粒被吸收。与血液中的蛋白质结合转运，主要贮存于脂肪组织和肝脏，在肝脏中分解代谢为极性极强的代谢产物与葡萄糖苷酸结合由胆汁排入肠道随粪便排泄。

（三）维生素D缺乏与过量的危害

维生素D缺乏症是指由于机体维生素D摄入不足或日光照射不足而引起的钙、磷吸收和代谢障碍，以食欲不振、生长阻滞、骨骼病变，幼年容易发生佝偻病，成年容易发生骨质软化和骨质疏松为主要临床症状的一种营养代谢病。

维生素D过多症是指长期大量摄入引起，轻度中毒常常表现为恶心、呕吐、食欲不振、体重减轻、烦躁头痛、口渴多尿等症状。中重度中毒表现为血清钙磷增加至很高，可发展成动脉、心肌、肺、肾、气管等软组织转移性钙化和肾结石。严重的维生素D中毒可以导致死亡，幼儿更应慎重维生素D的用量摄入。

（四）维生素D的主要食物来源

经常晒太阳是人体廉价获得充足有效维生素D的最好来源，在光线不足或空气污染严重的地方可以采用紫外线灯作为预防性照射。天然食物中维生素D含量都很低，其中以海水鱼的肝脏含量最为丰富，其次是畜禽肝脏和蛋黄等。

三、维生素B_1

维生素B_1又名硫胺素、抗神经炎因子、抗脚气病因子。体内常以盐酸硫胺素或焦磷酸硫胺素（TPP）形式存在，广泛分布于骨骼肌、心肌、肝脏、肾脏和脑组织中。维生素B_1具有酵母气味，干燥时稳定，易溶于水，微溶于乙醇而不溶于油脂溶剂。在酸性介质（pH≤5）中较稳定，但在亚硫酸或碱性环境中很容易被破坏，高温和碱性烹调均会导致维生素B_1损失。

（一）维生素B_1的主要生理功能

1. 构成辅酶参与能量代谢

TPP是体内丙酮酸、α-酮戊二酸以及亮氨酸、异亮氨酸、缬氨酸等酮基代谢中氧化脱羧的辅酶，也是磷酸戊糖途径中转酮醇酶的辅酶，因此维生素B_1是体内物质和能量代谢的关键物质。

2. 促进胃肠蠕动，增强消化功能

维生素B_1可抑制胆碱酯酶的活性，减少胆碱酯酶对乙酰胆碱的水解，因而使神经传导性加强，促进消化液的分泌，增强肠胃蠕动。

3. 影响心脏功能

维生素B$_1$缺乏引起心脏功能失调可能是硫胺素缺乏使血液流入组织的量增多，心脏输出负担过重或心脏能量代谢不全所致。

（二）维生素B$_1$的消化、吸收与代谢

维生素B$_1$在空肠和回肠中被吸收。在小肠组织中维生素B$_1$经磷酸化，被吸收入血液循环，与蛋白质结合运送至肝脏。在肝、肾和红细胞中，在三磷酸腺苷作用下，维生素B$_1$与三磷酸腺苷（ATP）结合形成焦磷酸硫胺素，经肝脏随血液循环转运至各组织细胞。大量饮酒和饮茶会降低或阻碍小肠对维生素B$_1$的吸收。

维生素B$_1$及代谢产物主要从尿中排出，不能被肾小管重吸收。过量的维生素B$_1$也能从尿液排出，一般不会在体内造成蓄积中毒。

（三）维生素B$_1$缺乏与过量的危害

由于人体对维生素B$_1$吸收是饱和机制，摄入过量的维生素B$_1$可以通过肾脏经尿液排出，罕有中毒报告，但是摄入量是推荐量100倍以上时，发现头痛、抽搐、衰弱、麻痹、心律失常等反应。

当长期食用精白米面，或加工烹调不当，或酗酒、大量饮茶，或肝脏损害、肾病长期透析或机体处于应激、高温、妊娠等特殊情况时，可能造成维生素B$_1$缺乏。维生素B$_1$缺乏时，成人与婴幼儿表现不同，临床上可表现为以下几类病症。

1. 干性脚气病（组织萎缩）

以多发性神经炎症状为主，表现为脚趾麻木、麻刺感、踝关节变硬，大腿肌肉酸痛、萎缩，膝反射能力减弱，行走困难，消化不良，食欲减退，便秘等症状；进一步发展后，因神经退化和肌肉协同性降低，也可影响到手臂和身体其他部位。

2. 湿性脚气病（组织中储积体液）

与干性脚气病的区别在于有水肿，尤其是在腿部；心脏机能明显紊乱，处理不及时会出现心力衰竭。伴随便秘、厌食、消化不良等胃肠道症状。

3. 婴幼儿脚气病

发生于2～5月龄的婴幼儿，多因缺乏维生素B$_1$的母乳喂养后发生。发病突然且进展快速，其症状表现为大哭时声音微弱（严重时完全无声）、食欲不佳、呕吐、腹泻、呼吸急促和困难、发绀、心脏扩大、心力衰竭，可突然死亡。母亲孕期缺乏维生素B$_1$，可致婴儿先天性脚气病。

（四）维生素B$_1$主要食物来源

维生素B$_1$的膳食来源主要为没有精制的全谷类食物和动物性原料，全麦食物、麦芽、瘦肉、

内脏、豆类、坚果、发酵酵母产品、芦笋等都是维生素B_1的良好来源。白面粉及其面包中维生素B_1含量少，牛奶和大部分水果维生素B_1含量也很低，最差的是抛光的大米、精制糖和油脂。

四、维生素B_2

维生素B_2又名核黄素，由二甲基异咯嗪和核糖醇两部分组成，呈橘黄色。纯净的维生素B_2为晶体，味苦，微溶于水，在中性和酸性溶液中较稳定，但在碱性溶液中会因加热而破坏。游离的维生素B_2对光敏感，特别是在紫外线下可发生不可逆的降解。食物中的维生素B_2因与磷酸和蛋白质结合为复合物，在加工和蒸煮过程中一般损失较少，但在加碱的情况下则破坏极多。

（一）维生素B_2的主要生理功能

1. 参与体内生物氧化与能量生成

维生素B_2在体内通常以黄素单核苷酸（FMN）和黄素腺嘌呤二核苷酸（FAD）两种形式存在。FMN和FAD会与特定蛋白结合形成黄素蛋白，通过三羧酸循环的一些酶以及呼吸链参与体内氧化还原反应与能量生成。

2. 参与维生素的转化与抗氧化防御体系

FMN和FAD分别作为辅酶可以参与色氨酸转变为烟酸和维生素B_6转化为磷酸吡哆醛的过程，可以作为谷胱甘肽还原酶的辅酶参与体内抗氧化防御系统，还可以参与细胞色素P450结合，参与药物代谢，并提高机体应激适应能力。

（二）维生素B_2的消化、吸收与代谢

膳食中大部分维生素B_2是以黄素单核苷酸和黄素腺嘌呤二核苷酸辅酶形式和蛋白质结合存在。进入胃中，在胃酸作用下，FMN和FAD与蛋白质分离，通过磷酸化与脱磷酸化快速吸收。在体内大多数组织细胞内，一部分维生素B_2通过ATP依赖的磷酸化，由酶催化为FMN，大部分维生素B_2由酶催化为FAD。摄入的维生素B_2也主要由尿中排出。

（三）维生素B_2缺乏与过量的危害

维生素B_2缺乏是我国常见的营养缺乏病之一，当严重缺乏时，主要表现在眼睛、皮肤、口腔等部位发生病变，主要有以下症状：早期表现为疲倦、乏力、口腔疼痛、眼睛发痒、流泪、烧灼感，后期继而出现口腔炎和阴囊炎，称"口腔生殖综合征"。口腔炎包括唇炎（下唇红肿、干燥、皲裂、色素沉着）、口角炎（湿白斑）、舌炎（舌色紫红、舌乳头肥大和地图舌），还有皮炎（脂溢性皮炎）、阴囊皮炎、眼睛怕光、流泪、视物模糊等。

维生素B_2过量一般不会引起中毒，过多的维生素B_2会很快通过尿液排出。

（四）维生素B₂的主要食物来源

维生素B₂广泛存在于各类动植性食物中，动物性食品比植物性食品含量高。其中以内脏（肝脏、肾脏）含量最为丰富；禽蛋类、肉类含量也较多；蔬菜和谷类含量较少。鱼类中以黄鳝含量较高。

五、维生素C

维生素C又名抗坏血酸，是分子中含有6个碳的水溶性α-酮基内酯的弱酸，在水中溶解度极大，不溶于脂溶剂和脂肪。维生素C对氧极易敏感，极易氧化成脱氢抗坏血酸，碱性条件下易破坏，酸性环境下稳定。某些重金属离子如铜离子、铁离子能促进维生素C氧化，烹调时应避免用铜锅与铁锅，遇到强光、空气、高热等环境会加速其氧化。所以维生素C是外界环境中最易受破坏的一种营养素。

（一）维生素C的主要生理功能

维生素C的生理作用较为广泛，流行病学调研资料显示，增加维生素C摄入量，可能有改善人体多方面功能和减少一些慢性病的作用。

1. 羟化过程底物和酶的辅因子

维生素C在体内的很多功能与其在体内羟化过程作为底物和酶的辅因子有关。在这些反应过程中，抗坏血酸通过维持金属离子的还原状态，提高酶的活性。例如维生素C作为胶原蛋白合成时羟化酶的激活剂，当维生素C缺乏时，将影响胶原合成，致使伤口愈合困难，微血管壁脆弱及不同程度的出血。维生素C作为多巴胺β羟化酶的还原剂，参与多巴胺转化为去甲肾上腺素的合成。色氨酸转变为5-羟色胺；类固醇转变为胆汁酸；酪氨酸的代谢降解也均与维生素C有关。

2. 抗氧化作用，延缓衰老

由于维生素C具有还原性，它可使—S—S—还原为—SH，—SH在体内与其他抗氧化剂如谷胱甘肽一起消除自由基，阻止脂类过氧化作用；此外，它还可以还原超氧化物、羟基、次氯酸等其他活性氧化物，减少其对DNA的损伤作用。

3. 促进铁、叶酸的吸收利用

维生素C在胃中将Fe^{3+}还原为Fe^{2+}，增加其吸收，并促使转铁蛋白中的铁转运到器官铁蛋白中，预防营养性贫血。维生素C还能将叶酸氧化成活性型的四氢叶酸，对预防巨幼红细胞性贫血有主要作用。

4. 提高免疫机能，预防恶性肿瘤

维生素C可以清除氧自由基，阻止某些致癌物形成。人体血浆中维生素C水平与白细胞吞噬功能相关。许多研究表明，维生素C能保护吸烟者的免疫功能。维生素C还可以预防感染、发烧、感冒及流感。

（二）维生素C的消化、吸收与代谢

许多动物能利用葡萄糖在体内合成维生素C，但人体不能，须依靠食物供给。摄入的维生素C在小肠上部迅速吸收，并进入血液循环，转运至各组织器官，其中肾上腺和眼视网膜中含量最高，肝、肾、脾、胰等中含量也不少，血细胞中含量低于血浆。维生素C主要经尿液排出，肾小管可调节排泄量。组织饱和时排泄量大，组织储存时只有少量排出，甚至当摄入严重不足，组织储存严重消耗时仍有少量排出。维生素C在体内的代谢产物主要是草酸，少量为二酮古洛糖酸，均由尿排出。

（三）维生素C缺乏与过量的危害

维生素C缺乏主要发生在喂养不当的婴幼儿（如使用单调的牛奶）和限制性膳食的老人，成人缺乏可能是长期膳食供应不足或酗酒等原因造成。维生素C缺乏可引起坏血病，其早期症状是倦怠、疲劳、关节和肌肉瞬时性疼痛、急躁、呼吸急促、牙龈萎缩和创伤愈合不良、全身出现血点等，均与胶原的异常有关。典型症状是牙龈肿胀出血，牙床溃烂，牙齿松动，毛细血管脆性增加，严重时可致皮下肌肉和关节出血及血肿形成，贫血，肌纤维衰退（包括心肌），心肌衰弱及严重内出血而有猝死的危险。

一般短期内摄入一定剂量的维生素C，不会引起中毒。但是服用剂量过多仍可产生一些不良反应，如增加尿液中草酸、尿酸的排出而形成尿结石，严重时令人产生维生素C依赖症。

（四）维生素C的主要食物来源

维生素C主要来源于新鲜的蔬菜和水果，如绿色和红黄色的辣椒、菠菜、番茄、韭菜、柑橘、柚子、草莓、橙、山楂、柠檬、鲜枣等。野生的蔬菜和水果，如苜蓿、苋菜、刺梨、沙棘、猕猴桃和酸枣等维生素C含量尤其丰富。

任务9　揭秘身体的清道夫——膳食纤维

世界卫生组织（WHO）认为膳食纤维是指10个及以上聚合度的碳水化合物聚合物，且不能被小肠内的酶水解，并对人体具有健康效益的一类碳水化合物。膳食纤维主要来自细胞壁成分，根据其溶解性可分为可溶性和不溶性膳食纤维。可溶性膳食纤维包括果胶、树胶、藻类多糖、部分半纤维素等；不溶性膳食纤维包括纤维素、部分半纤维素、木质素等。

一、膳食纤维的主要生理功能

（一）改善肠道功能，预防便秘和癌症

膳食纤维的吸水膨胀性有利于增加食糜的体积，刺激胃肠蠕动，促进排便，并软化粪便，防止便秘，减少粪便滞留时间及与肠道接触时间，预防肠道疾病如直肠癌发生。膳食纤维还可以改善肠道菌群，维持体内微生态平衡。

（二）降低血糖、血压、血脂

膳食纤维能推迟糖类的消化，延缓葡萄糖的吸收，避免进餐后血糖急剧上升。膳食纤维中的某些成分可结合胆固醇和胆酸，减少胆固醇吸收，有利于降低血胆固醇。

（三）控制体重和减肥

水溶性膳食纤维有很强的吸水膨胀性，既能增加饱腹感，又能减少食物中脂肪的吸收，相对降低膳食总能量，有利于控制体重和减肥。

二、膳食纤维的消化、吸收与代谢

膳食纤维一般不被肠道中的酶水解消化，但能被肠道的微生物发酵降解产生乙酸、丙酸、丁酸等短链脂肪酸。易被结肠吸收，作为能量底物参与能量代谢。大部分膳食纤维具有较强吸水膨胀性，增加粪便的含量，并随粪便顺畅排泄。

三、膳食纤维缺乏与过量的危害

膳食纤维的缺乏容易引发一系列的现代文明疾病如高胆固醇血症、动脉粥样硬化、糖尿病、直肠癌等疾病，适量摄入能有效预防这些疾病的发生。

膳食纤维的过量摄入会影响人体对蛋白质、维生素和矿物质元素的吸收。有些疾病患者不宜进食过多膳食纤维，如各种急性肠炎、伤寒、痢疾、肠道肿瘤、消化道出血、肠食道管腔狭窄、食道静脉曲张等。

四、膳食纤维的主要食物来源

膳食纤维主要来自植物性食物，如粮谷类的麸皮、豆类的豆皮、燕麦、大麦的麦皮等含有丰富的纤维素、半纤维素和木质素。柠檬、柑橘、苹果、菠萝、香蕉等水果及卷心菜、豌豆、蚕豆等蔬菜含有丰富的果胶。蔬菜的茎叶中膳食纤维也较多。植物成熟度越高膳食纤维越多，谷类加工越精细所含膳食纤维就越少。

项目二
常见营养类疾病与判断

任务1 蛋白质−能量营养不良症与判断

一、蛋白质−能量营养不良

蛋白质−能量营养不良（PEM）是临床上最常见的营养缺乏病，普遍由饮食缺乏、偏食或重症疾病引起，多见于未成年人群。PEM的临床诊断要点详见表2-4。

表2-4 蛋白质常用营养指标的正常值与营养不良的分度

检查项目	正常值	营养不良		
		轻度	中度	重度
肱三头肌皮褶厚度（TSF）	男8.3mm 女15.3mm	80%~90%※	60%~80%※	<60%※
上臂肌围（AMC）	男24.8cm 女21.0cm	80%~90%※	60%~80%※	<60%※
白蛋白含量	35~55g/L	30~35g/L	25~30g/L	≤25g/L
转铁蛋白含量	2~4g/L	1.5~2g/L	1~1.5g/L	≤1g/L
免疫皮肤试验	+	+	+	−
氮平衡测试	−1~1g	−10~−5g	−15~−10g	<−15g

注：※表示相当于正常值的百分率。

（一）体格检查

人体蛋白质营养状况好坏，可以反映到机体体格构成上。18岁及以上成人依据体重、身高、上臂围、上臂肌围、腰围、体质指数（BMI）、肱三头肌皮褶厚度等进行评价；儿童依据儿童体格测评标准评价，其中标准差评分法（Z评分法）和标准差指标评价法被认为是评价儿童营养状况和蛋白质营养状况最好的指标。

（二）临床检查

头发、口腔黏膜、皮肤、甲状腺、指甲等检查可有利于判断营养缺乏的种类和程度。

（三）实验室检查

1. 氮平衡与膳食蛋白质摄入量

氮平衡（B）是指氮的摄入量与排出量的关系，正常值为-1～1g，常用来反映机体蛋白质营养状况和代谢状况。膳食蛋白质摄入量（I）是评价机体蛋白质营养状况的基础和基本背景资料。机体摄入氮与排出氮通常采用微量凯氏定氮法来推算蛋白质质量。机体每天约排出20g以上的蛋白质，是机体不可避免的必要氮损失。机体氮排出主要通过尿液、粪便和皮肤，因此人体氮平衡可以用关系式表达为：

$$B（氮平衡）=I（氮摄入量）-U（尿氮）-F（粪氮）-S（皮肤氮）$$

人体氮平衡有三种类型：零氮平衡、正氮平衡、负氮平衡。零氮平衡是指摄入氮等于排出氮，即I＝U+F+S，表示体内蛋白质的分解与合成处于动态平衡。健康成年人应该维持零氮平衡，并使摄入氮比排出氮多5%；正氮平衡是指摄入氮大于排出氮，即I＞U+F+S，表示机体内蛋白质的合成大于分解。处于生长发育的儿童、青少年、孕妇、乳母、需要增加肌肉的运动员及疾病或创伤恢复期患者应该保持适当的正氮平衡，以满足机体对蛋白质的额外需要；负氮平衡是指摄入氮小于排出氮，即I＜U+F+S，表示机体蛋白质分解大于合成。常见于蛋白质摄入不足或消化不良、消耗性疾病患者及老年期。

膳食蛋白质是机体需要的主要外源性蛋白质，膳食蛋白质摄入量对健康成年人尿氮的排出影响较大，每日摄入蛋白质如果在一定范围内增多或减少，体内蛋白质的分解速度及尿氮的排出量就随之增减。人体在一定范围内能调节蛋白质的代谢速度，以维持氮平衡。但是如果摄入蛋白质远远高于人体的需要量，不仅使消化器官负氮增重，氮的代谢器官肝脏和排泄器官肾脏负担必然加重。反之，若完全不摄入蛋白质，则氮平衡的调节机制不能阻止蛋白质的分解，严重情况下会导致机体极度瘦弱，甚至死亡。

2. 血液生化检验

血液中的血清蛋白含量常用于人体蛋白质营养水平的评估，主要通过生化检验血浆中白蛋白、转铁蛋白、血浆前白蛋白等蛋白质含量变化来反映。白蛋白正常值为35～55g/L，30～35g/L为蛋白质轻度缺乏，25～30g/L为蛋白质中度缺乏，≤25g/L为蛋白质重度缺乏。当白蛋白低于28g/L时，会出现水肿型蛋白质营养不良。但白蛋白生物半衰期为20天，早期缺乏不容易测出。转铁蛋白正常值为2～4g/L，1.5～2g/L为蛋白质轻度缺乏，1～1.5g/L为蛋白质中度缺乏，≤1g/L为蛋白质重度缺乏。转铁蛋白生物半衰期为8～10天，能及时反映脏器蛋白的急剧变化，但转铁蛋白浓度容易受到血清铁的影响。血浆前白蛋白主要功能是运输甲状腺激素，生物半衰期是1.9天，正常值为250～500mg/L，150～250mg/L为蛋白质轻度缺乏，100～150mg/L为蛋白质中度缺乏，≤100mg/L为蛋白质重度缺乏。

任务2　矿物质类缺乏症与判断

一、骨质疏松症与判断

骨质疏松症是以骨组织显微结构受损，骨矿成分和骨基质等比例减少，骨质变薄，骨小梁数量减少，骨脆性增加和骨折风险升高为表现的一种全身骨代谢障碍的疾病。骨质疏松症分为原发性和继发性两类。原发性骨质疏松症又包括绝经后骨质疏松症、老年骨质疏松症和特发性骨质疏松症。引发骨质疏松症的因素诸多，一类是不可控的危险因素，如年龄，65岁以上是高发人群；性别，女性发病是男性的2～8倍；遗传、体型、相关慢性疾病等。另一类是可控的营养因素，如适量蛋白质、丰富矿物质尤其钙、维生素D、维生素K、维生素C等。合理营养在原发性骨质疏松症的预防和治疗中起着重要作用。还有一类是身体活动、吸烟、酗酒等。骨质疏松症目前治疗效果不佳，应以预防为主，加强营养和运动干预。

（一）临床表现

成人骨质疏松症：骨脆性大，脊柱压缩，身长缩短驼背，易碎变形，易发生压缩性骨折及骨痛肌无力，呼吸功能下降。

（二）判断标准

成人骨质疏松症：依靠临床表现，骨矿密度测定，X线检查及骨转换生物化学指标等综合分析判断。

二、缺铁性贫血与判断

缺铁性贫血是人体对铁的摄入量不足时，血液中血红蛋白的合成减少，血液红细胞合成减少，使人体内的各细胞、组织供氧不足而产生的一种疾病。以学龄前儿童、孕妇、育龄妇女出现最多，是世界上重要的营养缺乏病之一。日常生活中含铁丰富的食物摄入不足以及铁吸收率、利用率较低，是导致缺铁性贫血的主要原因。

（一）临床表现

疲乏无力，容易疲劳，头晕，畏寒，心动过速，指甲、口唇、脸色、皮肤苍白，肝脾肿大，机体免疫功能和抗感染能力下降，活动和劳动耐力下降，儿童容易出现烦躁、易怒、注意力不集中，学习能力下降等。

（二）判断标准

（1）有明显缺铁临床表现。

（2）男性血红蛋白（Hb）小于130g/L，女性小于120g/L，孕妇小于110g/L。

（3）血清转铁蛋白饱和度（TS）小于15%。

三、碘缺乏症与判断

碘缺乏症是由于人体碘摄入量不足而产生的一种疾病，常见于远离沿海和高海拔的地域。通常包括地方性甲状腺肿和地方性克汀病。

（一）临床表现

（1）地方性甲状腺肿　一般全身无症状，早期两侧甲状腺有不同程度的弥散肿大，继续生长后对周围器官有压迫感，如呼吸困难，吞咽困难，面部充血，声音嘶哑，结节性甲状腺肿可引起甲状腺功能亢进，也可发生恶性病变。

（2）地方性克汀病　由于胚胎缺碘所致，出现神经系统损害，生长发育障碍，智力低下，聋哑，性发育落后等。

（二）判断标准

（1）地方性甲状腺肿　①患者居住于碘缺乏区；②甲状腺肿大超过受检者的拇指末节或小拇指末节有结节；③排除甲亢、甲状腺炎、甲状腺癌等疾病。

（2）地方性克汀病　出生和居住在碘缺乏区，智力障碍，不同程度的听力障碍，语言障碍，运动障碍等。

四、锌缺乏症与判断

锌缺乏症是锌摄入、代谢或排泄障碍所致的体内锌含量过低导致机体产生的一种疾病。营养性锌缺乏症多见于未成年人。

（一）临床表现

生长发育停滞，食欲减退，有异食癖，味觉嗅觉异常，伤口愈合不良，儿童长期缺锌可导致侏儒症；成年人缺锌可导致性功能减退，精子数减少，胎儿畸形，皮肤干燥等。

（二）判断标准

（1）临床症状检查，尿锌测定24h排出量在300~600μg为正常。

（2）血浆或血清锌测定，发锌测定等。

任务3　维生素类缺乏症与判断

一、维生素A缺乏症与判断

维生素A缺乏症是由于维生素A和胡萝卜素摄入量少导致体内维生素A合成减少而产生的一种疾病，又称"蟾皮病"。

（一）临床表现

（1）眼部症状　早期症状是在暗环境下视物不清，定向困难，出现夜盲，经数周至数月后，结膜与角膜逐渐失去光泽，稍在空气中暴露，就干燥异常。严重时在贴近角膜两旁的结膜出现结膜干燥斑，又称毕脱氏斑，泪液分泌减少，眼干不适，眼部疼痛，有轧砂感，经常眨眼，角膜可发生溃疡、坏死、穿孔、虹膜外脱及角膜疤痕形成，终至失明。

（2）皮肤症状　皮肤干燥，角化增生、脱屑。角化物充满于毛囊腔内，且突出于表皮，外表与蟾蜍皮肤相似。

（3）其他症状　呼吸道及泌尿道上皮增殖和角化，以及免疫功能下降，易引起呼吸道继发感染和脓尿。舌味蕾因上皮角化味觉功能丧失，影响食欲。儿童骨骼组织生长停滞，牙齿生长缓慢，表面出现裂纹且易产生龋齿。

（二）判断标准

眼部和皮肤有明显症状，畏光、眨眼者应仔细检查眼部，诊断方法如下。

（1）眼结膜印迹　小棉拭子蘸生理盐水，自结膜面上轻轻刮下少许物质，在显微镜下可见到角质上皮细胞。

（2）血清视黄醇测定　最可靠的指标，按照世界卫生组织标准，血清视黄醇浓度低于0.7μmol/L时，表示机体视黄醇不足，低于0.35μmol/L时，表示机体视黄醇缺乏。

（3）尿液上皮细胞检测　取新鲜中段尿约10mg加1%龙胆紫溶液数滴，摇匀，做上皮细胞计数。每立方毫米的正常尿至多含上皮细胞3枚；超过3枚以上者排除泌尿系炎症外，可判定为维生素A缺乏。

（4）生理盲点测定和暗适应能力测定。

二、佝偻病与判断

佝偻病是由于婴幼儿、儿童、青少年体内维生素D不足，引起钙、磷代谢紊乱，而产生的以骨骼病变为特征的一种营养性疾病。多见于婴幼儿，特别是3~18月龄，可以预防。

（一）临床表现

（1）神经精神症状　主要症状表现为多汗、夜惊、易激怒，入睡后多汗，形成枕秃。

（2）骨骼症状 头囟闭合延迟，形成方颅，胸部肋骨呈串珠状，胸廓畸形呈鸡胸状，四肢弯曲变形，下肢呈X形或O形。

（二）判断标准

（1）体征 颅骨软化，方颅，肋骨串珠，鸡胸，X形腿或O形腿，枕秃，囟门增大晚闭，出牙迟缓等。

（2）临床症状 多汗，夜惊，啼哭，烦躁。

（3）骨碱性磷酸酶指标大于28单位。

三、维生素B$_2$缺乏症与判断

维生素B$_2$缺乏症又名核黄素缺乏症，是一种由于体内维生素B$_2$（核黄素）缺乏，以阴囊炎、唇炎、舌炎和口角炎为主要表现的临床综合征，又称口腔生殖综合征。

（一）临床表现

（1）口腔症状 嘴唇干裂，口角炎，舌炎咽喉炎或吞咽困难。

（2）眼部症状 球结膜充血，角膜下部有溃疡，眼睑边缘糜烂，怕光、流泪，疲劳，烧灼感，视觉模糊。

（二）判断标准

实验室检验是早期发现维生素B$_2$缺乏的主要方法，建议在医院检查，至少两项，即红细胞核黄素测定和尿核黄素测定。

四、坏血病与判断

坏血病又称为维生素C缺乏症，是由于人体缺乏维生素C造成胶原蛋白不能正常合成导致细胞联结障碍，使毛细血管的脆性增加，从而引起皮、黏膜下出血的一种疾病，曾是海上航行最威胁船员健康的疾病，也可见于喂养不当的婴幼儿。

（一）临床表现

（1）初期症状 全身乏力，疲惫，精神抑郁，多疑。脸色苍白，厌食，营养不良，儿童表现为容易激怒，体重不增，伴有低热，呕吐腹泻等。

（2）出血症状 皮肤瘀点瘀斑，牙龈肿胀出血，鼻子出血，眼眶骨膜下出血，消化道出血，血尿等。

（二）判断标准

维生素C严重缺乏时才出现临床症状，因此实验室检验是早期发现维生素C缺乏的主要方法，因此建议去医院检查。

任务4　营养相关慢性疾病与判断

一、超重、肥胖症与判断

超重、肥胖症是长期能量摄入超过能量消耗而导致体内脂肪聚积过多达到危害程度的一种营养代谢失衡性疾病。它是高血压、心脑血管疾病、糖尿病等多种慢性疾病的诱因。目前在欧美发达国家发病率高，我国肥胖人数也日益增多，已经不可忽视，尤其是儿童群体。继发性肥胖症不在此探究。

（一）临床表现

食欲亢进，消耗减少，体重超标，中重度级别会出现怕热、多汗、易疲劳，关节痛、肌肉酸痛、下肢浮肿、皮肤皱褶易患皮炎，反应迟缓、活动困难等。

（二）判断标准

1. 体质指数（BMI）

世界卫生组织（WHO）推荐的国际统一使用的肥胖判断方法。计算公式为：
体质指数（BMI）＝体重（kg）÷身高（m）^{2}
WHO判断标准：18.5～24.9为正常，25～29.9为超重，大于30为肥胖。
中国判断标准：18.5～23.9为正常，24～27.9为超重，大于28为肥胖。

2. 腰围（WC）

用来测定脂肪分布是否异常的指标，腹部脂肪过度集聚危害性强，称作中心型肥胖。WHO判断标准：男性＞94cm；女性＞80cm；中国标准：男性＞85cm；女性＞80cm，可诊断为中心型肥胖。

3. 腰臀比（WHR）

计算公式为：腰臀比（WHR）＝腰围值（cm）÷臀围值（cm）
判断标准：男性＞0.9；女性＞0.8，可诊断为中心型肥胖。

4. 理想体重和肥胖度

计算公式为：理想体重（kg）＝身高（cm）–105

肥胖度＝［（实际体重–理想体重）÷理想体重］× 100%

判断标准：10%≤肥胖度≤20%为超重；＞20%为肥胖（其中20% ~ 30%为轻度肥胖，30% ~ 50%为中度肥胖，50% ~ 100%为重度肥胖，＞100%为病态肥胖）。

二、糖尿病与判断

糖尿病是由于胰岛素分泌不足或胰岛素抵抗而引起的以碳水化合物、脂肪、蛋白质代谢紊乱为主的一种综合征，分为1型糖尿病（占5%）和2型糖尿病（占95%）。1型糖尿病发病年龄轻，大多小于30岁，起病突然，多饮、多尿、多食、消瘦症状明显，血糖水平高，不少患者以酮症酸中毒为首发症状；2型糖尿病常见于中老年人，肥胖者发病率高，常可伴有高血压、血脂异常、动脉硬化等疾病。糖尿病是一种常见的多发病，全世界发病率都很高，成为心血管和肿瘤之外的第三位"健康杀手"。

（一）临床表现

高血糖和糖尿，典型临床症状是"三多一少"，即多饮、多尿、多食、消瘦。

（二）判断标准

（1）有明显的临床表现。

（2）测血糖值（静脉血糖空腹≥7.0mmol/L，餐后2小时随机血糖为≥11.1mmol/L）。

（3）尿糖检测呈阳性。

三、高血压与判断

高血压是指体循环动脉收缩期和舒张期血压持续升高，当收缩压≥140mmHg（1mmHg＝133.322Pa，余同）和舒张压≥90mmHg而导致对机体健康产生不利影响或引发疾病的一种状态，包括原发性高血压和继发性高血压。原发性高血压（占90%）通常起病缓慢，早期常无症状，可以多年自觉良好而偶于体格检查时发现血压升高，少数者则在发生心、脑、肾等并发症后才被发现。

高血压是最常见的心血管疾病，是全球范围内重大的公共卫生问题，不仅患病率高，死亡率高，致残率高，而且引起心、脑、肾并发症，是冠心病、脑卒中和早死的主要危险因素。高血压患病率与年龄呈正相关，40岁以上患病者越来越多，目前有年轻化趋势。通常男性比女性，脑力劳动职业人群比体力劳动人群，高海拔寒冷区域比低海拔温暖区域，经济发达区域比经济文化落后区域更易得高血压。

诱发高血压的病因有很多，目前主要是遗传（40%）和环境（60%）两方面。在环境因素中，膳食失衡如高钠低钾、低膳食纤维、高脂肪、吸烟饮酒等占主要，其次超重肥胖、工作压力大、精神过度紧张、缺乏身体活动等也是影响较大的致病因素。

（一）临床表现

高血压患者常伴有头痛、眩晕、颈项疼痛、失眠、气急、疲劳、心悸、耳鸣、生活能力下降、不爱动不爱外出、易怒烦躁、神经质等症状。严重的时候会引发并发症，如不同程度的意识障碍、血管痉挛、动脉硬化、组织缺血，最终造成心、脑、肾等重要器官的损害。

（二）判断标准

不同日期、不同时间诊室测量血压3次以上，收缩压≥140mmHg和舒张压≥90mmHg。

四、痛风（高尿酸血症）与判断

痛风的重要特征是高尿酸血症。高尿酸血症是体内嘌呤代谢紊乱致使血液尿酸生成过多或尿酸排泄减少，导致血中尿酸水平持续升高，血尿酸盐呈过饱和状态而结晶析出沉积于体内的一种疾病。痛风分为原发性和继发性两类，继发性痛风与高嘌呤膳食密切相关。尿酸是嘌呤代谢的终产物，主要由细胞代谢分解的核酸、其他嘌呤类化合物及食物中的嘌呤分解产生。血液尿酸盐结晶析出沉积于关节内、周围软组织和肾脏等部位，引发痛风症状和体征。高蛋白、高脂肪、高糖碳酸饮料、啤酒等饮食显著增加痛风的风险。近年痛风年轻化趋势加剧，南方和沿海经济发达地区痛风患病率较其他地区高，与该地区进食海产品和高蛋白、高胆固醇食物较多有关。另外，长期饮水不足量、酗酒、剧烈运动、其他疾病存在也是诱发常见因素。

（一）临床表现

前期没有明显症状，逐渐会出现急性关节炎，起病急骤，多因夜间剧痛而惊醒，拇指关节是最易侵犯的部位。90%关节受累，局部皮温增高发红、肿胀疼痛等。间歇性发作，容易引发慢性关节炎、肾脏病变等。

（二）判断标准

医学检测：正常嘌呤饮食状态下，非同日两次空腹血尿酸水平，男性和绝经后女性＞420μmol/L，绝经期前女性＞357μmol/L。

五、高脂血症与判断

高脂血症又称血脂异常、高脂蛋白血症，是指血浆中胆固醇、甘油三酯、磷脂和非游离脂肪酸等的一种或多种脂类物质高于正常值而产生的常见疾病。高脂血症分为原发性和继发性，原发性高脂血症多由后天的饮食方式习惯造成体内脂肪代谢或运转异常。血脂不溶于水，与特殊蛋白质结合，以脂蛋白形式存在于血浆中，故高脂血症多表现为脂蛋白异常。我国临床上常见高脂血症有高甘油三酯血症、混合型高脂血症、低高密度脂蛋白胆固醇血症。当血液中脂类物质过多，就会逐渐滞留在动脉血管的壁上，使动脉血管壁增厚、变硬，形成动脉粥样硬化，从而诱发一系列疾病，如冠心病、脑栓塞、颈动脉狭窄等。通常习惯高热量、高脂肪饮食习惯的人群更易获得高脂血症。

（一）临床表现

（1）黄色瘤，早发性角膜环和脂血症眼底改变。
（2）动脉粥样硬化。
（3）血糖、血压、BMI、腰围与臀围比值超出正常范围。
（4）脑力衰退，超重肥胖。

（二）判断标准

生化检查：血浆胆固醇≥6.22mmol/L、甘油三酯≥2.26mmol/L、低密度脂蛋白≥4.14mmol/L等异常升高，高密度脂蛋白≤1.04mmol/L。

六、脂肪肝与判断

脂肪肝是指脂肪（甘油三酯）在肝脏过度堆积的病变，肝脏脂肪主要来源于食物和外围脂肪组织，肝脏是脂肪代谢的主要场所。脂肪肝正严重威胁国人的健康，成为仅次于病毒性肝炎的第二大肝病，发病率在不断升高，且发病年龄日趋年轻化。正常人肝组织中含有少量的脂肪，其重量为肝重量的3%~4%，当超过肝重量的5%~10%时，就可称为脂肪肝。日常饮食能量过剩、长期偏食、单调，快速减肥、过分节食、酗酒等与脂肪肝的发病有密切关系，同时伴随血脂异常和糖尿病。脂肪肝分为酒精性脂肪肝和非酒精性脂肪肝，属可逆性疾病，早期诊断并及时治疗常可恢复正常。

（一）临床表现

（1）酒精性脂肪肝　早期乏力、食欲缺乏、右上腹隐痛、肝脏肿大，中后期饮酒过多，症状会加重，如恶心呕吐、发热、黄疸，肝部有触痛，甚至引发急性肝功能衰竭。
（2）非酒精性脂肪肝　发病缓慢，轻度乏力，右上腹轻度不适，严重者会出现食欲缺乏、恶心呕吐、黄疸、肝脏肿大等。

（二）判断标准

（1）酒精性脂肪肝　有饮酒史，符合临床症状，就医检查。
（2）非酒精性脂肪肝　无饮酒史，符合临床症状，肝脏影像学表现符合弥漫性脂肪肝特征。

七、便秘与判断

便秘是指排便次数减少，同时粪便干结、排便困难，正常人每日排便1~2次，便秘患者每周排便少于3次，严重者长达2~4周才排便一次，并且排便费力，排便时间可长达30分钟以上。便秘是老年人常见的症状，目前出现年轻化趋势。便秘的产生主要与年龄相关，步入老年更容易获得，身体活动和肠动力都不足，加上饮食不合理，食物中缺乏流质和膳食纤维，致使肠道中食物残渣的体积增大和水分不足，难以排除代谢废物。另外，常常过多食用肉制品、乳制品，喝水不足，缺乏运动锻炼，食物过敏，精神压力、紧张、抑郁等也会引起便秘。

（一）临床表现

每周排便少于3次，排便费力，排便时间可长达30分钟以上，粪便硬结如羊粪状，且数量很少。

（二）判断标准

（1）符合临床症状。
（2）就医检查：腹部平片，排粪造影，肛管直肠压力测定等。

项目三

营养健康咨询服务

任务1 SOAP咨询模式及范例

营养咨询是人们判定自身营养状况、获取营养知识、得到膳食指导、学习相关技能的最直接、最简单和最可靠的方式之一。目前国内外比较流行的营养咨询模式是SOAP：主观资料（S）、客观检查（O）、营养评价（A）、营养干预计划（P）。

一、SOAP的含义

主观资料（S）：咨询服务对象的饮食营养状况，包括饮食史，饮食习惯嗜好，餐次和分配比例，有无偏食，喜好的烹调方式等。

客观检查（O）：对咨询服务对象的营养状况进行检查，包括①体格检查，如身高、体重、腰围、皮褶厚度、上臂围等；②营养不良体征检查；③实验室和辅助仪器检测，如血液、尿液、头发检测等。

营养评价（A）：根据主观资料和客观评价，对咨询服务对象进行全面的评价，从饮食调查结果和营养状况检查结果出发进行营养评价。

营养干预计划（P）：结合咨询服务对象的营养状况、生理特点、经济条件和饮食行为习惯等，在膳食营养指导、心理健康、行为矫正、指导就医等方面予以有效干预。

二、SOAP咨询范例

基本信息：赵某，女，18岁，自诉胃部不适，食欲差已一年多，近期感觉疲乏无力，心慌气短，头晕，学习效率低，注意力不集中，烦躁；月经量少，色淡，不规律。体检：身高165cm，体重48kg，血压90/60mmHg，心率98次/分，面色及口唇黏膜苍白（SOAP咨询范例如表2-5所示）。

表2-5　SOAP咨询范例

日期	S-O-A		P
某年某月某日1	S：胃部不适，食欲已差一年多，近期感觉疲乏无力，心慌气短，头晕，学习效率低，注意力不集中，烦躁；月经量少，色淡，不规律	O：身高165cm，体重48kg，血压90/60mmHg，心率98次/分，面色及口唇黏膜苍白 A：根据主客观资料结果，初步评估为： 1.消瘦　　2.贫血	1．指导就医 明确是否贫血及贫血的原因 2．教育计划 （1）饮食疗养的重要性 （2）必要药物治疗的意义 3．心理辅导 理解心理压力与饮食的关系，缓解对进食的恐惧 4．膳食指导 改变不合理的膳食行为、内容、编制食谱 5．随访计划 约定随访日期，以评估干预效果，采取进一步干预计划
某年某月某日2	……（继续记录SOA）		……（继续记录P）

任务2　营养健康咨询能力要求

公共营养师是目前社区开展营养健康教育与咨询的主要工作者，在社区中承担着照顾者、教导者、咨询者、管理者、协调者和研究者的多重角色。为更好地开展营养健康咨询服务工作，公共营养师应具备如下七种能力。

一、良好的沟通能力

社区公共营养师工作的开展不仅需要合作者的支持、协助，还需要其服务对象的理解、配合。面对这些具有不同年龄、文化、家庭及社会背景的人群，公共营养师必须具有社会学、心理学及人际沟通技巧方面的基本知识，掌握与各种对象交往、沟通的基本技能，才能更好地开展工作。

二、综合服务能力

根据社区公共营养师的职责及角色要求，应具备营养健康教育咨询、营养调查分析、营养指导评价、营养管理等多方面的知识技能，同时以照顾者、教导者、咨询者、管理者、协调者和研究者多重角色开展工作，只有具备了综合服务能力，才能胜任，满足社区各类人群的需求。

三、独立工作的能力

社区公共营养师在工作中常常处于独立工作状态，其间可能遇到各种情况和问题，这就要求公共营养师具有独立判断和解决问题的能力及应变能力。

四、一定的预见能力

社区公共营养师要善于发现一些潜在的营养健康问题或食品卫生问题或疾病，并及时采取相关措施。

五、组织管理能力

社区公共营养师在向社区居民提供直接营养服务的同时，还要调动社区的一切积极因素，开展各种形式的健康促进活动，负责人员、物资和各种活动的安排等，这些都需要较好的组织管理能力。

六、调查科研能力

社区公共营养师不仅担负着向社区居民提供营养健康咨询服务的工作，同时肩负着发展社区、完善营养科学的重任。在社区营养实践中，社区公共营养师要善于总结经验、提出新观点，以科学研究的精神探索适合我国国情的社区营养模式，推动我国社区营养事业的发展。

七、自我防护能力

社区公共营养师常常在非医疗机构场所提供有风险的营养健康服务，所以应具备法律意识，不仅要完整、准确记录个体情况和服务内容，还要善于保存各种法律凭证。另外，去社区家庭开展营养服务时，自我人身防护意识也不能少。

职业能力训练

营养健康教育与咨询服务范例

主题：超重、肥胖的营养+运动防治

扫描二维码获取

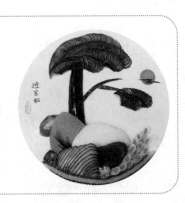

训练1 选题与编写营养教育咨询材料

操作指引：①小组研究当前人们关心的与营养健康关联的热点问题；②选择好主题，团队合作设计营养教育咨询思路与内容；③搜集营养教育咨询材料，包括视频、图片、案例、理论及工具、问答等；④制作成宣讲PPT；不限表现形式。

一、选题名称

二、营养教育咨询思路与内容设计

训练2　团队开展营养健康教育

操作指引：①各组抽签，以组为单位展示训练1的结果，要求每位组员参与讲解，并参与打分评价，各组提问；②讲解流程（20分钟左右），简要介绍—打开PPT阐述—回答提问—师生打分评价—师生点评。

其他组所提问题

职业能力初步评价（100分）

一、师生打分评价

	语言清晰（10分）	表达自信（10分）	论据充分（35分）	专业扎实（20分）	满足听众（15分）	生动趣味（10分）	总分
第一组							
第二组							
第三组							
第四组							
第五组							
第六组							
第七组							
第八组							
第九组							

二、师生点评记录

训练3　团队开展营养健康咨询服务

团队开展营养健康咨询服务案例签

扫描二维码获取

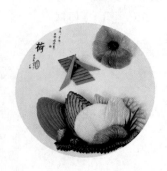

操作指引：①事先准备9个案例签和SOAP咨询表，各组抽签；②按照抽签案例情境，组员分成营养咨询师和顾客两角色，准备好桌椅；③按签顺序模拟现场咨询（15分钟左右），师生打分评价—师生点评。

一、抽签案例

二、填写SOAP咨询表

日期	S-O-A	P
	S:	
	O:	
	A:	

职业能力初步评价（100分）

一、师生打分评价

	语言清晰（10分）	表达自信（10分）	答案精准（30分）	专业扎实（25分）	角色到位（15分）	合理创新（10分）	总分
第一组							
第二组							
第三组							
第四组							
第五组							
第六组							
第七组							
第八组							
第九组							

二、师生点评记录

🔖 **学习小结**

　　营养基础知识是任何营养领域都必须学习的基本部分，主要内容包括七大类营养素、能量、消化系统和营养相关疾病。饮食营养是保障人体健康的重要途径，消化系统是饮食营养顺利进行的内在支持。人体健康状态需要营养平衡和能量平衡，从中可领悟其内涵与中庸之道。通过"营养健康咨询"的职业能力训练，我们应该获得营养疾病判断的能力，敢于进行营养健康宣教的担当及帮助自己及他人改善饮食营养、促进健康的职业观。实践"知识就是力量"，就在当下，用所学服务我们周围的人，人生价值自然而生，快乐自然而来。

学习检测

扫描二维码获取

💡 模块拓展

一、营养宣教实践题

2022年中国营养学会颁布了新版《中国居民膳食指南》，现准备在某一社区开展平衡膳食的营养教育，请设计一个社区宣教方案（包括可能采取的宣教方式、宣教内容等）。

二、营养咨询实践题

1. 贝贝是个8岁的小女孩，总是不好好吃饭，对着满桌子香喷喷的饭菜，经常挑来拣去，尤其讨厌蔬菜、牛奶和肉类食物。近来，贝贝经常爱烂嘴角，小嘴唇的周围，时常有几个又细又小的裂口，上面还盖着薄薄的一层痂皮。周围的皮肤，不仅轻微的发肿，有时还发生糜烂，一张嘴小裂口就出血，严重时下嘴唇甚至会肿胀起来，此外，根据体检的结果发现贝贝还有贫血的症状。

（1）判断贝贝可能出现哪些营养问题？依据是什么？

（2）如需进一步判断是否是某种营养素缺乏可以进行哪些指标的检测？

（3）假如你是一名营养师，应做出怎样的饮食调整建议？

2. 某位家长带2岁小孩前来咨询，主诉：孩子多汗、易惊、出牙晚；观察：幼儿囟门大、枕秃、胸部肋骨与软骨交界处外凸呈串珠样；肋下缘外翻，胸部前凸呈"鸡胸"；脊柱后凸呈"驼背"样。请您提出相关的营养干预方案。

（1）确定该幼儿可能有什么营养问题。

（2）建议他到医院做进一步检查的项目及正常值（至少提出两项）。

（3）建议他补充含相关营养素丰富的动物性食物和植物性食物各3种，以及2种应避免食用的食物。

（4）建议的其他改善措施。

模块三
餐饮营养服务实训

模块导学

人体每天需要的大部分营养和能量，是通过一餐餐健康食物作为载体运送到体内，在消化系统完成消化、吸收、代谢和排泄而实现。在人民健康意识不断增强的新时代，随着营养健康餐厅、食堂的到来，非常需要能为人民提供健康餐饮服务的职业人才——职业点菜师和餐饮营养服务员。由此，本模块围绕食物营养价值的评价、应用和常见原料营养价值、生理营养过程、食品营养标签等来阐述，以仿真工作"点菜菜单设计和点菜服务"来开展职业能力训练。旨在帮助学生能评价食物营养、能科学搭配食物、能解读食品营养标签等。

学习目标

❑ 能力目标

能专业地为餐饮消费者介绍菜品营养标签，并科学搭配健康餐饮。

能为他人分析和评价每日膳食的营养，并提出改善建议。

能解读食品营养标签，制作合格点菜菜单。

能评价食物膳食纤维摄入状况。

❑ 知识目标

了解食物营养价值的含义，评价指标和常见类别。

掌握蛋白质、糖类、脂肪营养价值常用评价指标。

掌握常见食物原料的营养价值。

理解食物营养标签的含义。

❑ 素质目标

爱国爱民，为人民幸福而追梦。

树立法治强国的意识。

树立创新创业意识。

案例思考

某高中生早餐有鸡肉汉堡包2份，香辣鸡翅4个，可乐300mL、冰激凌1杯。请评价该高中生早餐饮食状况，指出主要存在什么问题？并给出营养指导建议。

如果你不能解决以上案例问题，请自主开启你的学习之旅吧！

食物营养价值及评价

任务1 食物营养价值认知

一、食物营养价值

（一）含义

食物营养价值是指食物原料中所含营养素和能量满足人体营养需要的程度。包括营养素种类、数量、比例、被人体消化吸收和利用的效率、所含营养素之间的相互作用等几个方面，食物营养价值并非绝对，而是相对。

（二）评价意义

（1）全面了解食物原料中营养素的组成和含量特点，以便人们最大限度认识和利用食物资源，开发利用新的食物资源。

（2）了解食物原料在收获、加工、贮存等过程中可能存在的影响因素，以便在烹饪过程中对食物质量进行控制，提高食物营养价值。

（3）指导科学配餐，使烹饪原料的选择和搭配更加合理。

（三）评价注意

（1）几乎没有哪一种天然食物的营养价值能够全面满足人体的营养需要。通常被称为"营养价值高"的食物往往是指多数人容易缺乏的那些营养素的含量较高或营养素种类较为丰富的食物。

（2）不同食物中的热量和营养素的含量不同，同一种食物的不同品种、不同部位、不同产地、不同成熟程度之间食物营养价值有相当大的差别。

（3）食物营养价值也受储存、加工和烹调的影响。

（4）有些食物中存在的一些天然抗营养因素或有毒有害物质，会影响食物营养价值。

（5）食物安全是首要的，不安全不健康的食物毫无营养价值可言。

二、常见评价指标

（一）原料营养素的组成

原料营养素的组成指原料中营养素的种类，种类越多，营养价值越高。比如动物肝脏可提供给人体的营养素有：蛋白质、脂类、肝糖原、维生素A、维生素D、B族维生素、铁等，而食用油主要提供脂肪、维生素A、维生素D等，所以动物肝脏营养价值高于食用油。

（二）原料营养素的含量

可以通过检索《中国食物成分表：标准版》来比较不同来源的原料营养素的含量。可用营养素密度和能量密度来反映。

$$营养素密度 = \frac{原料中某营养素含量}{该营养素的参考摄入量} \times 100\%$$

$$能量密度 = \frac{原料中能量的含量}{能量的参考摄入量} \times 100\%$$

（三）营养质量指数（INQ）

营养质量指数（INQ）是最常用和最可靠的营养价值评价指标。

$$INQ = \frac{营养素密度}{能量密度} \times 100\%$$

INQ ＝1，代表被评价的原料提供营养素的能力和提供能量的能力相当，两者满足人体需要程度相等，接近理想食物"吃饱了也吃好了"。

INQ＞1，代表被评价的原料提供营养素的能力大于提供能量的能力，即营养素供给足够，但能量不足。

INQ＜1，代表被评价的原料提供营养素的能力小于提供能量的能力，即营养素供给不足，但能量足够，长期吃这样食物会导致营养素缺乏或能量过剩。

（四）食物血糖生成指数（GI）

反映餐后血糖反应的一项生理性指标，即对食物中碳水化合物利用的程度和对人体血糖的影响。GI越高的食物表示进入胃肠道消化越快，吸收越完全，葡萄糖越能迅速进入血液，对血糖影响大；相反GI越低，表示食物在胃肠停留时间越长，葡萄糖释放越缓慢，对血糖影响小。因此，GI对于指导糖尿病人、高血压病人、肥胖者、运动员等人群的膳食营养有重要作用。常见食物的GI参考本书附录中的《常见食物血糖生成指数》。

$$GI = \frac{被测食物（50g）餐后2小时血糖反应曲线下面积}{等量葡萄糖（50g）餐后2小时血糖反应曲线下面积} \times 100\%$$

（五）抗氧化能力

防止体内氧自由基过多产生和清除体内多余氧自由基的能力与食物原料中具有抗氧化能力营养素的含量和种类有密切关系。具有抗氧化能力的物质包括维生素E、胡萝卜素、生物类黄酮、番茄红素等。

任务2　食物营养评价

一、食物蛋白质营养评价

（一）蛋白质含量

食物蛋白质含量是评价食物蛋白营养价值的基础。可以通过凯氏定氮法测定食物中氮的含量，再乘以该蛋白质的折算系数（1g氮＝6.25g蛋白质），即得蛋白质含量。对同类食物而言，食物蛋白质含量高，营养价值就高。

（二）生物价（BV）

食物蛋白质生物价是指食物蛋白质被吸收后在体内的储留氮与吸收氮的比值。它反映食物蛋白质吸收后在体内真正利用的程度，是衡量食物蛋白质营养价值最常用的指标。食物蛋白质生物价越高，表明蛋白质被机体利用程度越高，食物蛋白质营养价值也越高。

（三）氨基酸评分（AAS）

氨基酸评分又称蛋白质化学评分，是目前广泛采用的一种食物营养评价方法，是指将被测食物蛋白的某种必需氨基酸含量（一般为第一限制氨基酸）与参考蛋白质中同种必需氨基酸含量进行比较，所得的比值再乘以100即为该蛋白质氨基酸评分。食物蛋白质氨基酸评分越接近100，则越接近人体的需要，其营养价值越高。

二、食物糖类营养评价

（一）血糖生成指数（GI）

食物糖类由于在机体中被消化吸收的速度不同可能有不同的血糖生成指数（GI）。GI高的食物表示胃肠对食物消化快，吸收完全，血糖升高幅度大；相反，GI低的食物表示胃肠对食物消化慢，吸收慢，血糖升高幅度较慢；通常GI大于70为高GI食物；GI在55～70为中GI食物；GI小于55为低GI食物。

（二）食物血糖负荷（GL）

食物血糖负荷是指摄取某种食物的实际可利用糖类含量与该食物的GI乘积。主要考虑到食物摄入量对血糖的影响，比如有些食物的GI不高，但摄入量高，也可以使血糖升高幅度变化大。

三、食物脂肪营养评价

（一）脂肪消化率

脂肪消化率是指食物脂肪在消化道内被消化吸收量占摄入脂肪量的百分比。脂肪消化率与脂肪熔点有密切关系，熔点高，脂肪消化率低，相反熔点低，脂肪消化率高。通常熔点在50℃以上脂肪不易消化，而熔点接近体温或低于体温的脂肪则消化率高。植物油的消化率高于动物脂肪，所以植物油营养价值高。

（二）必需脂肪酸的含量

必需脂肪酸含量高的，脂肪营养价值高。在脂肪供给量相同条件下，由单不饱和脂肪酸和多不饱和脂肪酸构成的脂肪比由饱和脂肪酸构成的脂肪营养价值更好。

（三）脂溶性维生素的含量

脂溶性维生素含量高、种类丰富的脂肪营养价值高，反之营养价值低。动物脂肪几乎不含维生素，植物油中富含维生素E，畜禽肝脏、海产鱼类肝脏、奶蛋中富含维生素A和维生素D。

四、食物膳食纤维摄入状况评价

案例：某成年女性一天膳食中，摄取大米约250g，蔬菜水果约1000g，豆制品50g，分析膳食纤维的摄入量。

解答：步骤一：准备食物成分表和计算工具

步骤二：估算食物中膳食纤维的含量

①精米膳食纤维含量为0.6%～0.8%，从主食250g大米中获得膳食纤维约2g；

②豆制品膳食纤维含量为0.4%～1.1%，50g豆制品可获得膳食纤维近1g；

③水果蔬菜膳食纤维含量在0.8%以上，所以1000g蔬菜水果可获得膳食纤维8g左右；

④该女士膳食纤维摄取量约为11g。

步骤三：分析建议

按照膳食纤维以每日摄入25～30g为宜的标准，该女士膳食纤维摄入量仅仅满足每天建议摄入量的40%～50%，远远达不到需要量。因此，该女士应该增加膳食纤维摄入量，调整膳食结构，以增加粗面粉、糙米、黑面、杂粮、杂豆等植物性食物为主。

项目二

常见食物原料营养价值认知

任务1　食品营养标签解读

食品营养标签是指预包装食品的外包装上向消费者提供食品营养信息和特性的说明，包括营养成分表、营养声称和营养成分功能声称。

一、营养成分表

营养成分表是标有营养成分名称、含量和占营养素参考值（NRV）百分比的规范表格，其中必须标有我国核心营养素：蛋白质、脂肪、碳水化合物和钠。

二、营养声称

营养声称是指对食品营养特性的描述和声明，包括含量声称和比较声称。含量声称常见用语为"含有""高""低""无"等；比较声称常见用语为"增加""减少"等。

三、营养成分功能声称

营养成分功能声称是指某营养成分含量显著时可以促进人体生长、发育、生理功能维持稳定的作用声称。用语规范，科学表达，不可暗示或声称营养素有预防和治疗疾病的作用（图3-1）。

***高钙饼干

营养成分表　　　营养声称

项目	每100g	NRV%	项目	每100g	NRV%
能量	2030kJ	24%	碳水化合物	67.5g	23%
蛋白质	6.8g	11%	——糖	20.3g	—
脂肪	20.2g	34%	钠	192mg	10%
——饱和脂肪	14.0g	70%	钙	250mg	31%
钙是骨骼和牙齿的主要成分，并能维持骨密度。					

营养成分功能声称

图3-1　食品营养标签示意图

任务2 谷薯类、杂豆类的营养价值

谷薯类、杂豆类及制品是人们主食的主要原料，是能量（66%）、碳水化合物、蛋白质（58%）、维生素B_1、维生素B_2、烟酸、膳食纤维的重要来源，在膳食中具有重要地位。谷类主要包括主粮大米、小麦、玉米、小米、高粱、莜麦、荞麦、燕麦及各种杂粮等；薯类包括马铃薯、甘薯（红薯、山芋）、芋头、山药、木薯等；杂豆类主要有赤豆、芸豆、绿豆、豌豆、鹰嘴豆、蚕豆等。谷薯类和杂豆类合烹混吃，在蛋白质互补作用下，可以大大提高蛋白质利用率。

一、谷类的结构

谷类的结构因品种不同有一定差异，但基本结构大致相似，以小麦和稻谷为主，都是由谷皮（谷壳）、糊粉层、胚乳和胚芽四部分组成。每部分营养素分布如表3-1所示。

表3-1 谷粒不同部位营养素分布　　　单位/%

部位	蛋白质	淀粉	维生素B_1	维生素B_2	烟酸	泛酸
谷皮（含糊粉层）	19	很少	33	42	86	50
胚乳	70~75	60~70	3	32	12	43
胚芽	8	很少	64	26	2	7

二、谷类营养价值

（一）蛋白质

谷类蛋白质随谷类的品种、种植的土壤、结构气候及栽培条件等不同而有一定差异。一般含量在7%~15%。根据其溶解性不同，可分为四种：谷蛋白、醇溶蛋白、白蛋白和球蛋白。在禾谷类种子中主要为谷蛋白和醇溶蛋白。这两种蛋白质含有大量谷氨酸、脯氨酸和亮氨酸，但较缺乏赖氨酸，限制了谷类蛋白质营养价值。

（二）碳水化合物

谷类含碳水化合物为70%左右，其中含量最多的是淀粉，约占90%。禾谷类淀粉有直链淀粉和支链淀粉两种形式。一般谷类中支链淀粉为主，直链淀粉占20%~25%，而糯米中的淀粉几乎全部为支链淀粉。谷类淀粉是人类最理想、最经济的能量来源，占人体能量供给的50%~65%。

（三）脂类

脂类在谷类中含量不高，只占1%~3%，主要分布在糊粉层和胚芽，以甘油三酯为主，小麦和玉米胚芽中亚油酸含量高，占50%以上，有较高营养价值。可以加工成谷物油。

（四）矿物质

含有丰富的磷、钙、铁、锌、镁、铜等，所含矿物质的分布与膳食纤维分布平行，主要存在谷皮和糊粉层，加工过程中大部分被丢弃，还含有植酸，易与矿物质形成不溶性的植酸盐。因此谷类矿物质营养价值较低。

（五）维生素

谷类是人们B族维生素的主要来源，尤其是维生素B_1、维生素B_2、维生素B_6、烟酸、泛酸。但加工方法和精制程度会影响B族维生素的含量。谷类胚芽含丰富的维生素E，玉米中富含结合型烟酸，营养价值低，但加碱处理烟酸利用率大大提高。谷类不含维生素A、维生素D、维生素C。

三、薯类、杂豆类营养价值

薯类碳水化合物的含量为25%，蛋白质、脂肪含量低，维生素C含量较多。马铃薯含钾丰富，甘薯富含$\beta-$胡萝卜素和膳食纤维。杂豆中碳水化合物含量较高，含50%~60%淀粉，蛋白质含量为20%，氨基酸组成接近人体需要，尤其是富含谷类蛋白缺乏的赖氨酸。杂豆也富含钙、磷、镁、钾。

四、保护或提高谷类营养价值的主要措施

（一）合理储存

当谷类置于湿度大、温度高的环境时，谷粒内酶的活性增大，呼吸作用增强，会使谷粒呼吸发热，促使霉菌生长，导致蛋白质、脂肪分解，酸度升高，最后霉烂变质，营养价值丧失。因此，谷类粮食应储存在避光、阴凉、通风、干燥环境为宜。

（二）合理加工

不同加工方法与营养素的存留程度有密切关系，加工精度越高，营养素损失越多。尤其是B族维生素和无机盐。为了保持谷类良好的感官性状和有利于消化吸收，又能最大限度保留各种营养素，我国推出了标准米（九五米）和标准粉（八五粉）的加工工艺。

（三）合理搭配

谷类食物蛋白质中赖氨酸含量较低，宜与富含赖氨酸的豆类和动物性食物混合食用，以提高蛋白质营养价值。另外，可在面粉或米粉中添加赖氨酸、维生素B_1、维生素B_2、烟酸、钙、铁等进行营养强化。

（四）合理烹调

不同烹调方式对营养素的损失程度不同，尤其是B族维生素。大米浸泡时间长，淘洗次数多，水温高，损失就多，捞饭比蒸煮饭损失多，米面加碱烹调损失更多。米面做成食物烤、炸、煎，还原糖和氨基化合物容易发生美拉德反应（褐变反应），不同烹调方法还会影响血糖生成指数（GI），因此，采取合理烹调方法非常重要。

任务3 大豆类、坚果类的营养价值

豆类及制品是人类优质植物蛋白的唯一来源。豆类种类很多，根据其营养特点可分为两类：一类是大豆类，包括黄豆、青豆、黑豆等，蛋白质和脂肪含量较高，碳水化合物相对较少；另一类是杂豆类，包括豌豆、蚕豆、绿豆、赤豆、芸豆、刀豆等，碳水化合物含量高，蛋白质含量中等，脂肪含量低。豆制品由豆类加工而成，包括豆腐、豆浆、豆芽、腐竹、豆腐乳、豆瓣酱、香干、豆腐脑、素鸡、豆腐丝等。

一、大豆类营养价值

（一）蛋白质

大豆蛋白质含量平均为30%~50%，是一般谷类的3~5倍，比任何动物性蛋白质的含量都高。大豆蛋白质富含赖氨酸，其含量是谷类的2.5倍。两者搭配互补，营养价值均提高。大豆蛋白还富含天冬氨酸、谷氨酸和胆碱，对脑神经系统有促进发育和增进记忆的作用。

（二）脂类

大豆脂肪含量约18%~20%，其中85%是不饱和脂肪酸，富含n-6系亚油酸和n-3系亚麻酸。还富含卵磷脂，维生素E和植物固醇，能较好抗衰老抗氧化，降低胆固醇和软化血管。常被推荐为防治冠心病、高血压、动脉粥样硬化等疾病的理想食品。大豆油适合老年人食用。

（三）碳水化合物

大豆几乎不含淀粉，约含10%的可溶性碳水化合物，一半是蔗糖；一半是棉籽糖、水苏糖。后者不能被人体消化，也是食用大豆的胀气因子，但在肠道可以被细菌发酵，是双歧杆菌促进因子。大豆还富含膳食纤维和皂苷，它们能吸收胆酸，减少胆固醇在体内的积存。大豆加工成豆制品后，难消化的成分明显降低，营养价值可随之提高。

（四）矿物质

大豆富含钙、铁，钙含量比猪肉、牛肉高数十倍，是正在生长发育中儿童和骨质疏松症的老人补充膳食钙的极好来源；铁含量是猪肉的3~4倍，虽然生物利用率不高，但优于蛋黄，对预防婴幼儿缺铁性贫血有一定作用。

（五）维生素

大豆富含B族维生素，尤其是维生素B_1、维生素E和胡萝卜素。干豆几乎不含维生素C，但大豆发芽后，维生素C含量增加到6~8mg/100g，是冬季和缺蔬菜地区补充维生素C的良好来源。

二、保护或提高豆类营养价值的主要措施

豆类存在抗营养因子：主要有胰蛋白酶抑制素、血细胞凝聚素、胀气因子、植酸、致甲状腺肿素及抗维生素因子等，大大影响了豆类营养价值，绝大部分抗营养因子都是热不稳定的，加热煮熟后可以使其受到破坏，提高大豆营养价值。因此，豆制品比干豆类营养价值高。

三、坚果类的营养价值

坚果中蛋白质含量多在12%~22%，高者达到30%以上，如西瓜子和南瓜子，脂肪含量较高，多在40%，松子、杏仁、榛子、葵花籽等脂肪含量可达50%以上。坚果中的脂肪多为不饱和脂肪酸，富含必需脂肪酸，是植物性脂肪的优质来源；除板栗、腰果、莲子中碳水化合物在40%以上外，多数在15%以下；坚果类还是维生素E和B族维生素的良好来源。黑芝麻中维生素E可多达50.4mg/100g；坚果也富含钾、镁、磷、钙、铁、锌、硒、铜等矿物质，铁的含量以黑芝麻最多，硒的含量以腰果最高。

任务4　蔬菜类、菌藻类、水果类的营养价值

一、蔬菜类营养价值

根据结构和可食部分不同，蔬菜可分为叶菜类、根茎类、瓜茄类、鲜豆类，所含营养成分因其种类不同差异较大。

（一）叶菜类

主要以叶子为可食部分的蔬菜，包括白菜、菠菜、油菜、韭菜等。叶菜类富含维生素和膳食纤维，尤其是胡萝卜素和维生素C，绿叶蔬菜和橙色蔬菜含量更多。但蛋白质含量低（1%～2%），脂肪含量不足1%，碳水化合物含量为2%～4%，矿物质含量为1%。

（二）根茎类

主要以根茎为可食部分的蔬菜，包括萝卜、莲藕、山药、芋头、马铃薯、葱蒜、竹笋等。根茎类富含淀粉、硒等。但蛋白质含量低（1%～2%），脂肪含量不足0.5%，碳水化合物为3%～20%，膳食纤维为1%。

（三）瓜茄类

主要以果实为可食部分的蔬菜，包括黄瓜、茄子、番茄、辣椒、南瓜、冬瓜等。瓜茄类富含水分、胡萝卜素、维生素C、铁、锌、硒等，尤其是辣椒、番茄、南瓜。但蛋白质含量低（0.4%～1.3%），脂肪含量不足0.5%，碳水化合物为0.5%～9%，膳食纤维为1%。

（四）鲜豆类

主要以豆类的新鲜果实为可食部分的蔬菜，包括黄毛豆、四季豆、扁豆、豌豆等。鲜豆类富含蛋白质（2%～14%）、胡萝卜素、铁、锌等，脂肪含量不足0.5%，碳水化合物为4%，膳食纤维为1%～3%。

二、菌藻类营养价值

主要以食用真菌和藻类组成，包括蘑菇、香菇、木耳、银耳、海带、紫菜、海藻等，它们均不同于一般动植物性食物。菌藻类富含蛋白质，含量为20%以上，必需氨基酸含量充足且均衡，是优质蛋白质的来源，脂肪含量不足1%，呈现"高蛋白、低脂肪、低热量"特点；碳水化合物、B族维生素含量丰富，微量元素铁、铜、硒、碘丰富。

三、水果类营养价值

鲜果类包括苹果、橘子、桃、梨子、杏、葡萄、香蕉、菠萝等，其营养价值近似新鲜蔬菜，但不能互相替代。蛋白质和脂肪含量很低，碳水化合物主要是果糖、葡萄糖和蔗糖，在未成熟的水果内含有淀粉，许多水果如山楂、苹果等还富含纤维素、半纤维素和果胶。水果是人体所需矿物质元素如钙、磷、铁、铜、镁的良好来源，与蔬菜一样也是碱性食物，还是人体维生素C的主要来源。

鲜果中含有对人体健康有益的有机酸，如苹果酸、柠檬酸、酒石酸等。可促进消化液分泌，另外水果含有各种芳香物质和色素，可为色、香、味俱佳，可促进食欲和消化。

四、保护或提高蔬菜类营养价值的主要措施

（一）合理选择

各类蔬菜主要富含维生素C和胡萝卜素，还有芳香类物质和色素，如叶绿素、花青素、番茄红素等。这些物质广泛存在五颜六色的、颜色深的、新鲜的茎叶之中。尽量选择这些营养价值高的蔬菜搭配食用。菌藻类除营养素外，还富含提高人体免疫功能和抗肿瘤的作用，如香菇嘌呤可以抑制胆固醇的形成和吸收，黑木耳可以降低血凝，防止血栓形成等，可以充分利用。

（二）合理烹调

蔬菜类宜先洗后切以减少蔬菜和水、空气的接触，避免营养的流失和破坏。洗好的蔬菜放置时间不宜太长，避免将切好切碎的蔬菜长时间浸泡在水中。烹调中尽量做到旺火急炒，现做现吃，或卫生允许下洗净生吃。

任务5　畜类及制品的营养价值

畜类原料主要指猪、牛、羊、狗、马等动物的肌肉、内脏及其制品。其富含蛋白质、脂肪、矿物质及脂溶性维生素。不过不同品种，不同生长环境，不同加工方式，其营养价值有较大差异。

一、畜类营养价值

（一）蛋白质

畜类蛋白质含量可达10%～20%。肌肉组织蛋白质主要是肌球蛋白、肌红蛋白和球蛋白，都是完全蛋白质，生物价在80%以上，氨基酸评分在90%以上。存在结缔组织中的蛋白质以胶原蛋白、弹性蛋白为主，属于不完全蛋白，营养价值有限。

（二）脂类

畜类的脂类含量变化幅度较大，与动物的品种、年龄、饲养、部位等有关，平均在10%～30%。畜类脂肪以饱和脂肪酸为主，熔点较高，一般为固态。羊肉中含有辛酸、壬酸等中链饱和脂肪酸，这也是羊肉具有膻味的原因。内脏的胆固醇含量高于肌肉组织，特别是大脑组织。

（三）维生素

畜类的肝脏是维生素A、维生素E、维生素B_1、维生素B_2、烟酸的重要来源。而维生素C含量几乎为零。畜肉中维生素的含量不如内脏含量高。

（四）矿物质

畜类的肝脏、血液、红色肌肉中富含血红素铁，这些铁的消化吸收一般不受膳食中其他因素影响，是营养价值较高的铁。骨骼组织中含有丰富的钙，但肌肉组织的钙含量比较低。

（五）碳水化合物

畜类中只有少量碳水化合物，以肝糖原和肌糖原的形式存在于肝脏和肌肉中。

（六）含氮浸出物

畜类含有一些含氮浸出物，是肉汤具有鲜味的主要成分。这些含氮浸出物主要包括肌肽、肌酸、肌酐、氨基酸、嘌呤等化合物，成年动物中含氮浸出物高于幼年动物。

二、畜类制品的营养价值

畜类制品种类较多，如猪腊肉、火腿、火腿肠、猪肉脯、猪肉松、牛肉干等，每种制品加工方法不同，对其营养价值的影响也不同。一般情况下，加工时水分丢失，制品的营养素密度会增加，尤其是三大热能营养素；一些矿物质，特别是钠增加的幅度也会很大，有些水溶性营养素则会有不同程度的损失。若制作过程中加入了添加剂，其营养价值也会受影响。

任务6　禽类的营养价值

禽类原料包括家禽和野禽的肌肉、内脏及制品。主要有鸡、鸭、鹅、鸽子、鹌鹑、野鸟（除国家级保护鸟类外）等。

一、蛋白质

禽类肌肉的蛋白质含量比畜类要高，可达20%以上，属于完全蛋白质，氨基酸评分可达95%以上，生物价在90%左右。禽类肌肉中的结缔组织含量比畜类要少，因而肉质细嫩、易消化。

二、脂类

一般来说，野生禽的脂肪含量低于家禽，鹌鹑脂肪含量比较低，鸡肉的脂肪含量低于鸭、鹅。一些用特殊养殖方式饲养的家禽，脂肪含量明显增高，如北京填鸭脂肪含量可达41.2%，而普通鸭一般为15%左右。禽类甘油三酯熔点与畜类相比较低，为33～44℃，易被人体消化吸收，并含有20%的亚油酸，营养价值比较高。禽类的肝脏和大脑中胆固醇含量很高。

三、维生素

禽类的肝脏中富含维生素A、维生素D，禽类的肌肉中富含维生素E，因此禽类肌肉比畜类更好抗氧化酸败。在-18℃的冷藏条件下，禽类可以保存一年也不会出现腐败变质现象。

四、矿物质

与畜类一样，禽类的肝脏、血液中富含血红素铁，这些铁的消化吸收一般不受膳食中其他因素影响，是营养价值较高的铁。骨骼组织中含有丰富的钙，但肌肉组织比较低。

五、碳水化合物

禽肉所含的碳水化合物比较缺乏，以肝糖原和肌糖原的形式存在肝脏和肌肉中。

六、含氮浸出物

禽类中含氮浸出物含量比畜类更多，因而禽类肉汤更鲜美。老禽类比幼禽含量高，野禽比家禽含量高，因而老禽或野禽会产生一种强烈刺激味，失去了鲜美的滋味。

任务7 水产类的营养价值

水产类原料种类繁多，包括鱼、虾、蟹及部分软体动物，根据其来源又分淡水和海水产品。

一、蛋白质

鱼虾类的肌肉组织中蛋白质含量比较高，可达5%～20%，肌肉纤维细短，间质蛋白较少，水分含量较高，因而口感细嫩，比畜类、禽类的肌肉更容易消化。鱼虾肉的蛋白质属于完全蛋白，利用率可达85%～95%。但结缔组织营养价值不高，如鱼翅含80%以上的胶原蛋白和弹性蛋白，但较缺乏色氨酸，因此营养价值较低。

二、脂类

水产类的脂肪含量各不相同，同样是鱼类也有很大差异，在0.5%～10%。鱼类脂肪呈不均匀分布，主要存在皮下和脏器的周围，肌肉组织含量较少。虾类的脂肪含量很低，蟹的脂肪主要存在蟹黄中，鱼类脂肪多呈液态，其中不饱和脂肪酸占70%～80%。特别是海产鱼EPA和DHA含量高于淡水鱼，营养价值也高。鱼虾蟹肌肉的胆固醇含量不高，但鱼子蟹子的胆固醇含量很高。

三、矿物质

鱼类矿物质含量比较高，可达1%～2%，磷的含量最高，占40%。钙在虾皮中含量很高，海产品中含有丰富的碘、锌、硒等微量元素。

四、维生素

鱼类是维生素B_2与烟酸的良好来源，维生素E在淡菜等贝类中含量很高，海产鱼的肝脏维生素A和维生素D含量特别高。

五、含氮浸出物

鱼类的含氮浸出物含量比较多，占2%～3%，主要有三甲胺、次黄嘌呤核苷酸、游离氨基酸和尿素等。三甲胺是鱼类腥味的主要来源，而氧化三甲胺是鱼类鲜味的重要来源。

任务8　蛋类的营养价值

蛋类主要指家禽的蛋，包括鸡蛋、鸭蛋、鹅蛋、鹌鹑蛋、鸽子蛋、鸟蛋等，蛋类制品主要有松花蛋（皮蛋）、咸蛋、糟蛋等。各种禽蛋类结构很相似，都由蛋壳、蛋膜、蛋清、蛋黄四部分组成。

一、蛋白质

蛋类的蛋白质含量比较高，平均为13%～15%，含有人体所需要的各种必需氨基酸，生物价在95%以上，营养价值很高，是天然食物中最理想的蛋白质。因此，在进行食物蛋白质营养价值评价时，鸡蛋蛋白是参考蛋白。

二、脂类

蛋类的脂类主要集中在蛋黄，多为中性脂肪，呈乳化状态。胆固醇含量也很高，每100g蛋黄可达1500mg以上，且是游离状态，容易被消化吸收。

三、矿物质

蛋壳中钙含量很高，蛋黄和蛋清中铁含量高，不过由于卵黄磷蛋白的干扰，铁的吸收率较低，只有3%。

四、维生素

蛋黄中富含维生素A、维生素D、维生素B_1、维生素B_2。蛋类缺乏维生素C。当然，蛋中维生素的含量也受饲料组成、季节、光照时间等因素影响。当饲料中维生素含量高、家禽光照时间长、有青饲料的季节等都可使蛋类维生素含量增加。生鸡蛋中含有的抗胰蛋白酶因子和抗生物素因子，阻碍了胰蛋白和生物素的利用，所以生鸡蛋营养价值低，不宜生吃。

任务9　乳类的营养价值

乳类是指动物的乳汁，包括牛乳、羊乳、马乳等，不包括人乳。乳类是一类营养价值很高的天然食品。乳制品包括液态奶、奶粉、酸奶、奶酪、奶皮和炼乳等。牛奶是人类最普遍食用的乳类，与人乳相比，蛋白质含量高，但乳糖含量低，所含营养素不完全适应婴儿需要，营养价值不如人乳。牛奶也是老年人、体弱者及病人的理想食物，是改善钙营养状况的良好来源。

一、蛋白质

乳类富含蛋白质，主要为乳白色的酪蛋白和乳清蛋白，含量为3%～4%，比人乳含量高三倍，吸收率可达87%～89%，生物价为89.9%，属于优质蛋白。牛奶中蛋白质含量高于人乳，需要稀释1倍以上才适合喂养婴幼儿，而人乳中酪蛋白与乳清蛋白比例（4∶6）与牛奶（4∶1）有明显差别，人乳中的球蛋白和白蛋白遇到胃酸时更利于婴幼儿消化吸收，而且人乳中的牛磺酸是牛奶的10～30倍，它对促进婴幼儿的神经系统和视网膜发育有重要作用。因此，人乳比牛奶更适合婴幼儿，提倡母乳喂养，牛奶为辅。

二、脂类

乳类的脂类含量与人乳相近，为3%～5%，多数为甘油三酯，与人乳相比，必需脂肪酸含量不高，多为短链饱和脂肪酸，挥发性大，对消化道刺激也大，熔点低（奶油为28.4～33.3℃），容易被消化（100%）吸收。

三、碳水化合物

乳类中的碳水化合物全部为乳糖，约占4.5%，而人乳为7%～7.86%，可以调节胃酸、促进胃肠蠕动，有利于钙的吸收，并能促进肠道乳酸杆菌和双歧杆菌的生成，并抑制腐败菌的生长，有利于人体的肠道健康。

四、矿物质

乳类几乎含有婴幼儿所需的全部矿物质，尤其是钙和磷。钙在牛奶中以酪蛋白钙的形式存在，易被人体消化吸收，牛奶中存在的各种氨基酸、乳糖、维生素D也能很好促进钙吸收。人乳中钙、铁含量小于牛奶，但消化吸收率很高。

五、维生素

维生素的含量和种类与饲料的种类、饲养方法、日照时间、加工保存方法等有密切关系。乳类中一般含有视黄醇、胡萝卜素、维生素D、维生素B_2等。

营养健康餐厅建设指南

扫描二维码获取

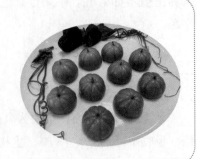

项目三
职业能力训练

餐饮菜单设计与营养服务范例

主题：营养健康餐厅点菜菜单设计与营养服务探究

扫描二维码获取

菜品介绍示范

名称：捞起手撕鸡

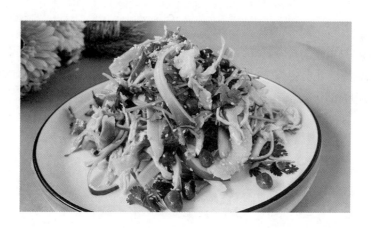

主料：三黄鸡。

配料：洋葱丝、白芝麻、香菜、炸花生米。

特色调味料：八角、香叶、桂皮、香油。

主要技法：浸煮、凉拌。

营养价值：富含优质蛋白、磷、铁、铜、锌、维生素B_{12}、维生素B_6、维生素A、维生素D、维生素K、维生素E；含较多亚油酸、亚麻酸和含氮浸出物。

食疗价值：益气补精，补虚损、增强免疫力、通经活血、强身健体。

文化价值：寓意人生多姿多彩、大吉大利、聪明伶俐、步步高升。

训练1　创意营养点菜菜单设计

·······◇·······

操作指引：①以组为单位，选择电子版或纸质版菜单；②设计菜单模式和内容；③设计菜单外观形式。

训练2　体验餐饮点菜服务

·······◇·······

操作指引：①体验前设计好餐饮场景和餐饮营养点菜服务过程及创意点菜菜单；②角色分配：每组1名或2名服务员，其余组员为顾客，体验时抽点其他组1名成员为临时顾客；③摆好创意点菜菜单，顾客就座，服务员就位；④开始餐饮营养点菜服务，要求服务员与顾客有互动，临时顾客需要提与营养有关的问题；⑤师生打分评价—师生点评。

训练3　自选食品营养标签解读

·······◇·······

操作指引：①准备谷薯类、豆类、蔬果类、坚果类、肉类、乳类、蛋类、饮料类、甜品类9个食品签（如组多，可重复）；②以组为单位，各组抽签；③每组按抽签类别准备一种食品的外包装；④各组现场解说食品营养标签。

食品名称：

职业能力初步评价（100分）

一、师生打分评价

	表演自然（10分）	营养点菜（20分）	主动营销（20分）	有效沟通（15分）	菜单设计（20分）	标签解读（15分）	总分
第一组							
第二组							
第三组							
第四组							
第五组							
第六组							
第七组							
第八组							
第九组							

二、师生点评记录

　　学习小结

　　健康食物必定有营养，通过食物营养价值来体现，常见评价指标如营养素含量、组成、营养质量指数（INQ）、抗氧化能力等。常见的各类食物原料营养价值不一样。谷薯类、肉类、坚果类富含能量、碳水化合物及脂肪；畜禽肉类、蛋奶类、豆制品、水产类富含优质蛋白和矿物质；蔬果类、全谷物类、薯类富含膳食纤维、维生素、矿物质；各种原料经过加工形成的制品，营养价值与新鲜原料会有一定差别。没有哪种食材或食品可以满足人体所有营养，因此，科学搭配食物和会解读食品营养标签是实现健康餐饮的重要保障；健康餐饮是保障人民健康体魄的重要途径，做好健康餐饮营养服务工作很重要、很有意义。

扫描二维码获取

💡 模块拓展

一、食品标签解读

现有某燕麦核桃粉的食品标签标注以下内容。

某燕麦核桃粉，每100g营养成分表		
项目	每100克（g）	NRV%
能量	1375 千焦（kJ）	16%
蛋白质	7.0克（g）	9%
脂肪	10.0克（g）	17%
亚油酸	3.5克（g）	—
胆固醇	15毫克（mg）	5%
碳水化合物	70.0克（g）	23%
糖	0.5克（g）	—
膳食纤维	2.5克（g）	10%
钠	250毫克（mg）	13%
钙	200毫克（mg）	25%

燕麦核桃粉提供蛋白质，含有钙，无糖，GI值50。

配料：核桃粉、燕麦粉、大豆粉、米粉、植脂末、花生蛋白粉、奶粉、碳酸钙等。

请你完成下列操作。

1. 指出该标签已表达的营养信息，并补充缺少的营养信息。

2. 计算并评价该核桃粉中钙的营养质量指数（假设食用对象为55岁，轻体力劳动女性）（1kcal＝4.186kJ）。

3. 根据该产品的营养特点撰写宣传资料。

二、膳食评价

在办公室工作的某年轻女士为了保持苗条身材，每天早餐吃1个鸡蛋、250mL牛奶、1个苹果或1根黄瓜。

1. 评价该女士早餐食物是否合理。

2. 该女士早餐还要添加哪类食物？请给出合理的膳食建议。

模块四
营养餐食谱设计实训

模块导学

　　营养餐是以营养配餐为主要过程，营养配餐又以食谱设计为主要结果。营养餐是以营养食谱为指导，在科学烹饪下产生的健康营养美食。因此，营养食谱设计是营养类职业工作的核心内容之一。如何开展营养食谱设计？本模块重点介绍常见人群如学龄前儿童、学龄儿童、孕妇、老年人、超重、肥胖、高血压、糖尿病等人群的营养食谱设计；食谱设计的三种主要方法如平衡膳食宝塔法、营养素计算法、食物交换份法等，以及这些方法的应用示范。最后通过仿真工作"某个体一日食谱设计"的能力训练，期望学生具备能为常见人群开展营养指导和营养配餐的职业核心能力。

学习目标

☐　能力目标

　　能设计儿童、老年人、孕妇、大学生的一日食谱。

　　能设计超重、肥胖、高血压、糖尿病等人群的一日食谱。

　　能为常见人群开展平衡膳食营养指导。

☐　知识目标

　　理解常见人群的生理/病理特点。

　　掌握中国居民膳食指南和膳食宝塔。

　　熟知中国居民膳食营养素参考摄入量与食物成分表。

　　掌握营养配餐的主要方法。

☐　素质目标

　　坚定技术强身、科技强国的信念。

　　爱人民，爱公益，乐于奉献。

　　崇尚科学、热爱劳动。

案例思考

　　某女职员，55岁，平时身体活动较少，体态发胖。她的某日食单如下：

　　早餐（大米粥1碗、馒头2个、猪油煎荷包蛋2个）；中餐（米饭1碗、炸带鱼6块、土豆焖鸡）；晚餐（米饭1碗、毛氏红烧肉、蒜蓉空心菜）。你觉得她的饮食合理吗？为什么？请你给她设计一份一日食谱。

如果你不能解决以上案例问题，请自主开启你的学习之旅吧！

项目一
营养餐与食谱设计

任务1　营养餐与食谱认知

一、什么是营养餐

营养餐又称平衡膳食，是指合理进行选择和搭配各种食物原料，并根据食物原料中营养素的分布和特点，用合理的烹调方法烹制的色、香、味、形、质、养俱全的饭菜。它能促进人的食欲，提高食物中营养素的消化吸收率，使就餐者能获得所满足人体需要的各种营养素和能量，避免发生营养和能量缺乏或过剩的情况。营养餐是健康饮食的重要表现。

营养配餐又称食谱设计，是根据人们身体需要和食物中各营养素的含量进行膳食设计的过程，营养配餐是营养理论与实践相结合的综合过程，是实现营养餐的重要环节，以食谱为结果。

二、食谱认知

食谱是根据就餐者的营养与膳食的现状、营养需要量、饮食习惯、食物供应状况等把每天所需的各餐主副食原料种类、重量及食物烹调方法、餐次等做详细计划，并以表格的形式展示给就餐者和食物加工人员，通过科学烹饪最终使就餐者获得营养餐。食谱按照时间可分为一日食谱、一周食谱、一月食谱等。食谱常见形式如下表4-1。

表4-1　一日食谱

餐次	食物名称	原料名称	原料重量/g	烹饪技法	食用油和盐
早餐					

续表

餐次	食物名称	原料名称	原料重量/g	烹饪技法	食用油和盐
午餐					
晚餐					

三、合理膳食制度

合理膳食制度是指科学安排一日的餐次以及两餐之间的间隔和每餐的数量和质量，使进餐与日常生活制度及生理状况相适应，并使进餐和消化过程协调一致。合理膳食制度是营养餐落地的重要保障，是保证人们具有旺盛的食欲，使食物中的营养素得到充分消化、吸收、代谢和排泄，提高劳动效率和工作效率的重要条件。

按照人们的生活习惯，正常情况下一日三餐比较合理，两餐间隔时间不宜太长或太短，根据一般混合食物在肠胃排空时间，建议两餐间隔时间4~6小时。每餐饮食的数量分配因不同人群，不同生理状况，而各不相同。通常建议早餐占全天热量的25%~30%，中餐占全天热量的40%，晚餐占全天热量的30%~35%。用餐时间要有规律，应该和生活工作学习制度相配合，一般建议早餐7时左右，中餐12时左右，晚餐下午6时左右。

任务2　食谱设计的一般原则

食谱设计是将平衡膳食的原则和要求具体落实到就餐者膳食中的重要环节，是平衡膳食的核心内容，是烹饪营养学实践的集中反映。食谱设计的一般原则如下。

一、满足就餐者营养素和能量的需要

根据就餐者的年龄、性别、职业、劳动强度、生理特点、健康需要等要求，确定合理的能量和营养素的摄入，既能满足生理需要，又能有益于健康。

人体需要的能量主要来自三大营养素：碳水化合物、脂类和蛋白质，供能比例分别为50%～65%、20%～30%和10%～15%。如果三大热能营养物质供给不平衡，就会造成体内三大营养素代谢紊乱，影响人体各器官正常生理功能。为了避免营养过剩或营养不足所带来各类疾病，可以参照《中国居民膳食营养素参考摄入量（2013版）》，查表确定就餐者能量和营养素供给量。

二、结合就餐者的生理、病理特点及疾病预防

根据就餐者年龄、生理、病理特点及健康要求以及原料的种类和营养价值特点，合理搭配和烹调食物，使食物不仅具有一定色、香、味、形，更突出食物的健康营养和食疗养生性。不仅一日三餐如此，而且一周、一月、一年的每天都要不断变化食物原料和烹调方法。

三、食物原料多样化，注重食品安全卫生

在自然界没有哪种食物能满足人体营养素的全部需要，每一种食物原料在营养素的种类组成和含量上具有一定特点，对动物性原料来说，与饲养方法、饲料种类、成熟时间、宰杀季节与方法、加工方法、储存时间等有关；对植物性原料来说，与生长的土壤、日照时间、肥料种类、采摘时间、贮藏时间等有关。因此，只有选择不同种类、不同来源、不同产地、不同加工方法的食物原料，才能达到膳食的要求，满足营养素的全面需要。选择新鲜清洁卫生的食物原料，保证食物的安全性是食谱编制首先需要考虑的，也是最基本要求。

四、其他

食谱设计时，还要多了解就餐者的劳动状况、饮食习惯爱好、膳食制度、当地当季的食物供应情况，就餐者的经济承受能力、消费水平、烹调方法等影响因素，编制出切实可行的食谱。即使就餐者有些不科学、不合理的膳食行为习惯，也只能在食谱编制过程中逐步改进，不能一刀切。

任务3　食谱设计的主要方法

开展食谱设计前，预先准备食谱设计过程中需要用到的工具：《中国居民膳食营养素参考摄入量（2013版）》《中国食物成分表：标准版》《中国居民膳食指南（2022）》、计算器、各种记录和计算表格等。

一、平衡膳食宝塔法

在营养调查中，平衡膳食宝塔的作用是评价调查对象的膳食结构是否平衡，食物种类是否齐全，食物摄入量是否适度等；在营养配餐中，平衡膳食宝塔的作用是为健康人群设计食谱和评价配餐计划等。平衡膳食宝塔编制食谱步骤如下。

（一）确定适合配餐对象的能量水平

平衡膳食宝塔在实际应用中要根据个人的年龄、性别、身高、体重、劳动强度、生理状态、生活特点、季节等实际情况合理选择和适当调整自己的需要能量。

（二）根据配餐对象的能量水平确定食物需要

平衡膳食宝塔中建议的食物量是一个平均值，每日膳食中应尽量包含膳食宝塔中的各类食物，但无需每天严格按照建议量来吃，重要的是一定要经常遵循平衡膳食宝塔各层中各类食物的大体比例，在一段时间如一周内，各类食物摄入量的平均值应当符合平衡膳食宝塔的建议量。中国营养学会按照11个能量水平分布建议了12类食物的摄入量（表4-2），应根据自己的能量水平进行选择。

表4-2　平衡膳食宝塔建议不同能量等级的各类食物参考摄入量（g/d）

食物种类	能量需要量（kcal/d）										
	1000	1200	1400	1600	1800	2000	2200	2400	2600	2800	3000
谷类	85	100	150	200	225	250	275	300	350	375	400
全谷物	适量			50~150					125~200		
薯类	适量			50	75	75	100	125	125	12522	
蔬菜	200	250	300	300	400	450	450	500	500	500	500
深色蔬菜	深色蔬菜占所有蔬菜1/2										
水果	150	150	150	200	200	300	300	350	350	400	400
畜禽肉类	15	25	40	40	50	50	75	75	75	100	100
蛋类	20	25	25	40	40	50	50	50	50	50	50
水产品	15	20	40	40	50	50	75	75	75	100	125
乳制品	500	500	350	300	300	300	300	300	300	300	300
大豆和坚果	5	15		25			35				
烹调用油	15~20	20~25		25	25	25	30	30	30	35	35
烹调用盐	<2	<3	<4	<5	<5	<5	<5	<5	<5	<5	<5

（三）食物同类互换，调配丰富多彩的膳食

应用平衡膳食宝塔可以把营养与美味结合起来，按照同类互换、多种多样原则调配一日三餐。同类互换就是以粮换粮，以肉换肉，多种多样就是品种、形态、颜色、口感多样的食物和变换烹调方法。

（四）要因地制宜充分利用当地资源

各地的饮食习惯及物产不尽相同，只有因地制宜，充分利用当地资源才能有效地应用平衡膳食宝塔。例如牧场的奶类资源丰富，可适当提高奶类摄入量，渔区可适当提高鱼虾摄入量；在某些特殊情况下，由于地域、经济或物产所限无法同类互换时，也可以暂用豆类替代肉类、奶类。

（五）要养成良好习惯，坚持不懈

平衡膳食宝塔针对2岁以上健康人群都有膳食指导意义，因此，父母应该给小孩树立不挑食、不偏食、科学饮食的榜样，从小引导小孩平衡膳食，养成良好的饮食习惯，坚持不懈地做到天天如此，年年如此。互相促进，互相监督。

二、营养素计算法

营养素计算法是最早采用的一种食谱设计方法，编制过程比较烦琐，但是比较精确，是食物交换份法和计算机软件法的基础，对初学者来说，必须掌握此法。此法编制步骤较多，一日食谱编制大致分为七步。

（一）查表确定对象的全日能量供给量

根据食谱设计对象的年龄、性别、体力活动等信息，通过查找表《中国居民膳食营养素参考摄入量（2013版）》，确定对象全日能量需要量。

（二）三大产能营养素供给量计算

一般情况下，三大产能营养素占总能量的供能比例分别为：碳水化合物为50%～65%，脂肪为20%～30%，蛋白质为10%～15%。对于具体对象根据实际情况，确定适合的供能比例，然后结合总能量计算三大产能营养素的供给量（折算依据：1g碳水化合物和1g蛋白质产生的热能约为4kcal，1g脂肪产生的热能约为9kcal）。

$$碳水化合物供给量（g）=\frac{全日能量供给量（kcal）×碳水化合物功能比}{4（kcal/g）}$$

$$蛋白质供给量（g）=\frac{全日能量供给量（kcal）×蛋白质功能比}{4（kcal/g）}$$

$$脂肪供给量（g）=\frac{全日能量供给量（kcal）\times 脂肪功能比}{9（kcal/g）}$$

（三）三大产能营养素的餐次分配

一般情况下，一日三餐能量分配按照早餐30%、中餐40%、晚餐30%的比例计算。当遇到餐次较多时，可以适当调整分配比例，如老年人餐次较多，餐次分配比可为：早餐25%，上午点10%，中餐35%，下午点10%，晚餐20%。

（四）设计每餐主副食品种搭配

在遵循平衡膳食条件下，结合对象的饮食习惯和爱好，设计出对象早餐、中餐、晚餐所需主食和副食的食物名称。

（五）计算主副食主要原料的重量

主食原料的重量主要由餐次所需碳水化合物重量决定，通过查找《中国食物成分表：标准版》，确定主食原料中所含碳水化合物的百分比，根据以下公式计算：

$$主食原料的供给量（g）=\frac{餐次所需碳水化合物重量（g）}{主食原料所含碳水化合物的百分比}$$

副食中畜禽瘦肉、蛋类、奶类、豆类、鱼类等原料的重量主要由餐次所需蛋白质重量决定，通过查找《中国食物成分表：标准版》，确定副食原料中所含蛋白质的百分比，根据以下公式计算：

$$副食原料的供给量（g）=\frac{餐次所需蛋白质重量（g）}{副食原料所含蛋白质的百分比}$$

当一餐中的主副食原料涉及多样品种时，需要灵活分配各种原料所提供的碳水化合物或蛋白质的重量，然后根据以上公式同理计算。

副食中的蔬菜和水果通常无需计算，根据中国居民平衡膳食宝塔（2022）提供的参考量，自主设计每餐需要量，但全日总量不应超过平衡膳食宝塔中的参考量。

食用油的重量主要由餐次所需脂肪重量决定，计算公式如下：

食用油的重量＝餐次所需脂肪重量－主副食原料脂肪重量，其中主副食原料脂肪重量＝主副食原料的重量×主副食原料所含脂肪的百分比。

（六）初步制定食谱表

食谱表是营养素计算法最终的成果，通常要求包括餐次、食物名称、原料名称、原料重量、烹饪技法等。通过梳理以上计算过程初步整理形成食谱表。

（七）食谱的评价与复核

针对初步制定的食谱表，结合对象的生理或病理特点，饮食习惯爱好，营养需求与消费水平等状况，评价食谱设计的平衡性、合适性、可行性，并提出食谱改善建议。

三、食物交换份法

　　食物交换份法是根据等热能的原则，在蛋白质、脂肪、碳水化合物含量相近的情况下进行食物交换。具体操作是将日常食物按照营养素分布情况进行分类，按照每类食物习惯常用量，确定一份适当的食物分量，列出每类食物中三大产能营养素的含量，列表对照参考使用。在食谱编制时，只要根据对象的年龄、性别、劳动强度等条件，按照三大产能营养素的功能比例，计算出各类食物的交换份数，选配食物，就能基本达到食谱编制要求。此法简单、实用，可避免摄入食物太固定化，增加饮食和生活的乐趣，通常结合计算法，编制一周或一月或一季食谱。

四、营养配餐软件法

　　营养配餐软件法是现代医院、疗养院、社区、军队、学校、幼儿园、养老院等常用的一种简便、快捷、高效、准确完成营养配餐工作的方法。该法常用的软件是具有代表性的营养治疗计算机专家系统（NCWW）。该软件通常具有5种功能：①食物分类检索功能；②食物成分表检索功能；③菜点的营养成分计算功能；④营养素摄入量的计算功能；⑤减肥配餐或常见病病人膳食设计功能。

项目二
常见人群膳食营养餐指导

任务1　学龄前儿童

一、生理特点

学龄前儿童是指3~6岁的儿童，其体格发育速度比婴幼儿期相对减慢，但仍然保持稳步增长，新陈代谢旺盛，身高每年增长5~7cm，体重增长约2kg；胃容量尚小，为600~700mL，咀嚼能力仅达到成人的40%，与化学消化有关的消化酶还不成熟，分泌量小，消化能力有限；神经细胞的分化已经基本完成，但脑细胞体积的增大及神经纤维的髓鞘化仍继续进行。能量的需要除维持新陈代谢外，还需要满足组织生长发育的需要。学龄前儿童具有一定独立性活动，模仿能力强，兴趣增加，但心理发育才开始，自律力差，易出现饮食无规律、吃零食过多、饮食过量、挑食偏食等不良饮食习惯。

二、营养原则

（一）食物原料多样化，合理搭配，获得全面营养

学龄前儿童膳食结构遵循《中国居民膳食指南（2022）》与《中国居民平衡膳食宝塔（2022）》，应以谷类食物为主食，满足生长发育的能量需要，搭配适量的鱼、禽、蛋、肉、豆，满足对优质蛋白质和矿物质的需求，摄入丰富的蔬果，满足维生素和膳食纤维的需要。提倡每类食物原料多样化，尽可能混合膳食，粗细结合，荤素一体，获得全面营养，促进身心发育，不偏食不挑食。

（二）充足摄入含钙、铁、锌、碘丰富的食物

奶类是含优质蛋白和钙质丰富的好食物，营养成分全面，易消化吸收，促进学龄前儿童身高发育，应鼓励他们每天饮奶300~400mL。豆类及制品含丰富的优质豆蛋白、必需脂肪酸、

钙、维生素B₂等，是唯一的优良植物蛋白来源，且价格低廉，应充足摄入，每天至少供给相当于15～20g大豆的制品，避免过多摄入肉类带来不利影响。缺铁性贫血是学龄前儿童最常见的疾病，为了预防此种疾病的发生应每周至少摄入1～2次的动物肝脏或血液。学龄前儿童缺乏锌、碘也常见，应保证每周至少一次食用海产品，如含锌丰富的贝类和含碘丰富的海带、海鱼、海虾等。

（三）合理膳食，科学食用零食

提倡学龄前儿童以一日"三餐两点制"（早中晚正餐，上午10点和下午13点后加餐）为宜。零食是指非正餐时间食用的少量食品和饮料（不包括水），可分为经常食用、适当食用和限制食用三个级别。零食应予以科学认识和合理选择，用以补充不足的能量和营养素，丰富饮食趣味，尽量选择营养丰富的食品如乳制品、鲜鱼虾肉制品、豆制品、蛋类制品等，少喝含糖饮料和碳酸饮料，少吃油炸油煎、糖果、甜品等，以避免引起营养不良、龋齿、肥胖症及营养障碍等危害。

（四）专门制作，选择适当烹调方法

学龄前儿童的食物应尽量单独专门制作，主食宜软硬结合，花样百出，色、香、味、质、养齐全。肉类食物可切碎加工成肉糕、肉饼或肉丁，新鲜蔬果洗净切小，制成酸奶蔬果沙拉，尽量减少食用油、盐等调味品的使用，避免辛辣刺激。烹调方式多采用蒸、煮、炖、焖。随着年龄增大，烹调制作向成人膳食过渡。

三、营养餐实践建议

（一）平衡膳食及合理餐次

遵循《中国居民膳食指南（2022）》八准则，强调谷薯类及杂豆类平均每天应食用3种以上，每周5种以上；蔬果、菌藻类平均每天应食用4种以上，每周10种以上；畜禽肉、蛋类平均每天应食用3种以上，每周5种以上；奶类、坚果及大豆平均每天应食用2种以上，每周5种以上。三餐两点，两点尽量以奶类、面点、蛋类、水果为主。

（二）培养专注进食和自主进食的习惯

学龄前儿童注意力不易集中，容易受环境干扰，降低对食物关注度，影响进食量和消化吸收。因此，尽量定时定量进餐，吃饭时安静，细嚼慢咽，但不拖延，30分钟内完成，让儿童自己拿筷子、勺子进食，同时加强饮食行为和礼仪的培养。

（三）避免挑食、偏食及过量进食

允许儿童自主选择食物，经常变换食物种类、烹调方式，家长以身作则，示范健康饮食行为，鼓励儿童选择多种多样的食物，为儿童建立定时进餐制度，提供温馨的进餐环境。

（四）培养饮奶习惯，首选白水，控制糖饮料

家长应以身作则常饮奶，鼓励和督促儿童每天饮奶，养成天天喝奶好习惯。限制加糖奶制品、乳饮料、奶油、含糖饮料、高糖食品等。饮料不能替代白开水。

（五）合理选择零食

零食应在两点补充，不宜多。优选奶制品、新鲜水果、坚果、蛋类，远离膨化、油炸、高盐高脂高糖等食品。

（六）从小培养清淡口味

从小培养清淡口味，有利于形成一生的健康饮食行为，尽量清淡制作，宜采用蒸、煮、炖、煨等技法，少放酱油、鸡精、豆豉、酱料、色素等。可用天然香料和新鲜果汁调色调味，尽量让儿童感受原汁原味、天然之味。

（七）培养认知食物和喜爱食物

为儿童创造更多认识和感受食物的机会，鼓励儿童多参与选购和制作食物，鼓励儿童参与家庭餐饮劳动等。

（八）鼓励进行身体活动，限制久坐和视屏活动

每天户外活动至少120分钟，中等以上强度活动不少于60分钟。久坐时间和视屏时间各自累计不超过1小时。

（九）定期体格检查

定期体格检查，可以了解儿童发育水平的动态变化，判断营养状况。每半年体检一次身高和体重。

四、营养餐食谱示范

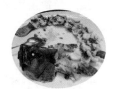

3~6岁儿童一日营养食谱如表4-3所示。

表4-3　3~6岁儿童一日营养食谱

餐次	食物名称	原料名称	原料重量/g	烹饪技法	食用油和盐
早餐（25%）	小米粥	小米	50	煮	不建议使用
	水煮蛋	鸡蛋	25	煮	
	面包	面粉	50	烤	
早点（5%）	酸奶	酸奶	250	常温	

续表

餐次	食物名称	原料名称	原料重量/g	烹饪技法	食用油和盐
午餐（35%）	米饭	大米	100	煮	建议使用花生油6g，低钠盐2.4g
	清炒时蔬	菜心	100	炒	
	虾仁豆腐汤	虾仁	30	煮	
		豆腐	50		
	红烧排骨	猪大排	50	烧	
午点（5%）	苹果	苹果	200	洗净生吃	
晚餐（30%）	米饭	大米	50	煮	建议使用花生油3g，低钠盐0.8g
	胡萝卜炒肉	胡萝卜	50	炒	
		瘦肉	20		
	水蒸蛋	鸡蛋	25	蒸	

任务2　学龄儿童

一、生理特点

学龄儿童是指6～17岁的青少年，处于青春发育期，这时期他们会迎来生长发育的第二次突增，身高每年增长5～7cm，体重增长2～3kg。进入青春期以后，女生体内脂肪增加到22%，男生仍为15%，但是男生增加的体重约为女生2倍。生殖系统发育迅速，第二性征逐渐明显，女生来月经，男生喉结、胡须突显。心理发育已经成熟。另外，这时期需要承担较重的学习任务和适度的体育锻炼，脑力和体力付出比较多，尤其是男生更热衷于各项体育运动，活动量大，食欲旺盛，能量需求多。充足的能量和营养素是青春期青少年体格及性征迅速发育、增强体质、获取知识的基础。

二、营养原则

（一）能量要充足，三餐分配要合理

青少年对能量的需要与生长发育速度及活动量成正比，一般来说，青春期的能量供给量要超过从事轻体力劳动的成年人。三餐能量分配要合理，早餐热能占30%，午餐热能占35%～40%，晚餐热能占30%～35%，其中蛋白质的供能比为13%～15%，脂肪的供能比为25%～30%，碳水化合物的供能比为50%～60%。尽量避免能量不足或过剩及脂肪供能超比例。

（二）各类食物全面多样摄入，营养素齐全充足

青少年膳食结构遵循《中国居民膳食指南（2022）》与《中国居民平衡膳食宝塔（2022）》，充足的蛋白质能够提升免疫力，促进第二性征发育，可以应对紧张繁重的学习任务；充足的碳水化合物是最经济最主要的能量来源，可以节省蛋白质的消化以使蛋白质更好发挥建造和修补身体组织的功能；充足的矿物质，特别是钙、铁、锌、碘，促进青少年骨骼发育和血液丰盈，尤其是女生月经初潮，铁供给不足可引发青春期缺铁性贫血。锌和碘的充足有利于大脑智力开发和记忆力提升，对应对繁重学习有帮助；青少年对维生素的需求一般高于成年人，尤其是与热能代谢有关的B族维生素、有助于保护视力的维生素A及促进生长发育、增强机体抵抗力并促进铁吸收的维生素C必须供给充足。

（三）不抽烟，不喝酒，少零食，少快餐

青少年应养成良好的饮食习惯，有规律的作息和饮食，不暴饮暴食，不偏食挑食，避免经常吃快餐或外出就餐，不能以零食替代正餐。抽烟喝酒对青少年的不利影响远远超过对成年人，还直接关系其成人后的行为，故禁止抽烟和喝酒。若青少年因不良饮食习惯导致超重或肥胖，应鼓励他们通过锻炼和合理饮食来减肥，不宜采取单纯限食等方式，以免影响青少年的生长发育。

三、营养餐实践建议

（一）提高营养素养

积极学习营养健康知识，了解食物营养与生长发育、健康的关系，不良饮食行为对健康产生的后果，树立为自己健康和行为负责的信念。主动参与食物选择和制作，掌握相关技能，做力所能及的家务，同时家庭和学校创造健康食物环境，如饮食营养健康教育、饮食制度、咨询服务等。

（二）养成健康饮食行为

一日三餐，餐餐规律，定时定量，重视早餐质量，早餐吃好，不选垃圾零食，如辣条、薯片、糖饮料、奶茶等。在外就餐做到合理搭配，平衡膳食。按需进食，不挑食偏食，不浪费。

（三）选择健康饮品，足量喝水

天天喝奶，把奶制品当作膳食不可缺少的部分，足量饮用清洁卫生的凉白开，做到定时、少量、多次饮水，每次200mL为宜，不要等口渴再喝水。不喝含糖饮料、碳酸饮料。禁止饮酒和酒精饮料。

（四）积极开展身体活动

每天累计至少60分钟的以有氧运动为主的中高强度身体活动，有规律、多样化，久坐和视屏时间控制60分钟内，最多不超2小时，越少越好，保证充足睡眠。

（五）保持适宜体重增长

定期检测体重和身高，每周至少一次体重检测，每季一次身高检测，每年一次综合检测。正确认识和评估体型，过胖过瘦都不利于生长发育。预防营养不足或过剩而导致消瘦或肥胖。

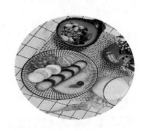

四、营养餐食谱示范

6～17岁青少年一日营养食谱如表4-4所示。

表4-4 6～17岁青少年一日营养食谱

餐次	食物名称	原料名称	原料重量/g	烹饪技法	食用油和盐
早餐（25%）	青菜瘦肉粥	大米	50	煮	不建议使用
		青菜	50		
		瘦肉	25		
	水煮蛋	鸡蛋	50	煮	
早点（5%）	牛奶	牛奶	250	常温	
午餐（35%）	米饭	大米	100	煮	建议使用花生油3g，盐0.8g
	清蒸鱼	清江鱼	70	蒸	
	番茄炒鸡蛋	番茄	50	炒	
		鸡蛋	25		
午点（5%）	苹果	苹果	200	洗净生吃	
晚餐（30%）	米饭	大米	100	煮	建议使用花生油6g，盐1.6g
	西蓝花炒虾仁	西蓝花	50	炒	
		虾仁	30		
	凉拌豆皮	豆皮	50	余	

任务3 孕妇人群

一、生理特点

妇女从怀孕到分娩整个孕程平均持续38～42周，分孕早中晚三个时期。在整个孕期，母体总体重增加12kg左右，其中脂肪组织约占3kg，蛋白质约占1kg。机体代谢改变明显，主要包括子宫的增大，乳房的进一步发育，血容量和组织间液适应性增加，脂肪组织增加及血脂水平的生理性升高，血容量增加多于红细胞增加，即血红蛋白水平下降，因此孕期易产生贫血。

在孕早期（第1～3月），受精卵着床开始缓慢发育，脑中枢神经系统优先发育，而胎盘发育尚不完善，容易受到外界影响如感染、药物、毒物及不洁食物等导致流产。多数孕妇还会产生妊娠反应，表现为疲劳、乏力、嗜睡、食欲减退、味觉改变、恶心呕吐，容易造成营养失衡和不足。

在孕中期（第4～7月），胎儿和母体都发生明显变化，胎儿各器官系统增殖发育，已形成的器官虽未成熟，但已经具有一定功能。为适应胎儿发育的需要，母体各系统发生巨大的适应性变化。子宫容积随胎儿、胎盘、羊水的增长而扩大，乳腺增生加速，血容量扩充，肾脏排泄功能加速，部分营养素可随尿液丢失。会因雌激素的影响或维生素C的缺乏，出现齿龈充血、肿胀、疼痛、出血等症状。

在孕晚期（第8～10月），胎儿生长迅速，细胞体积迅速增加，大脑细胞增殖达到高峰，肺部迅速发育，以适应产后血氧交换功能。胎儿体重猛增，充足营养对大脑细胞的增长特别重要。母体子宫进一步增大和内分泌激素的改变引起母体不适，如烧心、便秘、尿频、水肿，甚至高血压和糖尿病。

二、营养原则

（一）孕早期

孕早期胚胎生长速度较缓慢，所需营养与孕前没什么区别，值得注意的是早孕反应对营养素摄入的影响，特别注意以下几点。

①清淡可口，软烂易消化吸收，少食多餐。

②保证充足碳水化合物摄入。

③多摄入富含叶酸的食物或补充叶酸，多吃富含铁的食物。

④保证食用加碘食盐，增加紫菜、海带、海鱼等海产食物。

⑤保持心情舒畅，禁止烟酒、浓茶、咖啡。

（二）孕中晚期

孕中晚期胎儿生长发育迅速，对蛋白质、能量、矿物质和维生素的需求明显增加，特别注意以下几点。

①补充长链多不饱和脂肪酸，如花生四烯酸、DHA（二十二碳六烯酸）、EPA（二十五烯酸）为脑细胞生长发育提供充足物质。

②保证充足能量摄入，以保持体重合理增长为宜，避免高能量、高脂肪、高糖的膳食结构，减少孕期高血压、高血脂、糖耐量异常及糖尿病的风险。

③多吃富含铁的食物，如动物肝脏、血液、木耳、红枣等补血食物。

④保证充足的蛋白质，多摄入蛋奶、鱼虾、豆类等，增加紫菜、海带、海鱼等海产食物，增加进食次数，每日4～5次。

⑤适量身体活动，多吃蔬果，饮食清淡，防止便秘和水肿，禁止烟酒、浓茶、咖啡。

三、营养餐食谱示范

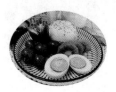

不同时期孕妇人群一日营养食谱如表4-5至表4-7所示。

表4-5 孕早期一日营养食谱

餐次	食物名称	原料名称	原料重量/g	烹饪技法	食用油和盐
早餐 （25%）	豆浆	豆浆	200	常温	不建议使用
		白糖	5		
	油条	油条	50	常温	
	水煮蛋	鸡蛋	50	煮	
	烧饼	烧饼	50	常温	
早点（5%）	橘子	橘子	100	生吃	
午餐（30%）	米饭	大米	100	煮	建议使用花生油 6g，盐1.6g
	青椒炒肉	青椒	100	炒	
		瘦猪肉	50		
	炒菠菜	菠菜	100	炒	
午点（10%）	牛奶	牛奶	200	常温	
	面包	面粉	50	常温（烤）	
晚餐（30%）	米饭	大米	100	煮	建议使用花生油 3g，盐1.6g
	腐竹烧肉	腐竹	50	烧	
		肥瘦肉	50		
	凉拌黄瓜	黄瓜	200	去皮生吃	
	紫菜汤	虾皮	10	煮	
		紫菜	10		

表4-6 孕中期一日营养食谱

餐次	食物名称	原料名称	原料重量/g	烹饪技法	食用油和盐
早餐（25%）	牛奶	牛奶	250	常温	不建议使用
	水煮蛋	鸡蛋	50	煮	
	豆沙包	白糖	5	蒸	
		面粉	100		
		豆沙	25		
早点（5%）	红枣莲子花生汤	红枣	20	煮	
		莲子	10		
		花生	10		

续表

餐次	食物名称	原料名称	原料重量/g	烹饪技法	食用油和盐
午餐（30%）	米饭	大米	150	煮	建议使用花生油3g，盐1.6g
	红烧素鸡	素鸡	100	烧	
	青菜猪血蘑菇汤	小白菜	100	煮	
		猪血	50		
		蘑菇	25		
午点（10%）	梨	梨	100	洗净生吃	
	葵花子	葵花子	35	去壳吃	
晚餐（30%）	米饭	大米	150	煮	建议使用花生油18g，盐2.4g
	炸鸡腿	鸡腿	100	炸	
	豆腐干虾皮	豆腐干	50	炒（汆）	
		虾皮	10		
	炒韭菜	韭菜	150	炒	
	炒莴苣叶	莴苣叶	150	炒	

表4-7 孕晚期一日营养食谱

餐次	食物名称	原料名称	原料重量/g	烹饪技法	食用油和盐
早餐（25%）	牛奶	牛奶	250	常温	建议使用盐0.8g
		白糖	5		
	肉包子	面粉	150	蒸	
		瘦猪肉	25		
		黄瓜	100		
早点（5%）	面包	面粉	50	常温（烤）	
午餐（30%）	米饭	大米	200	煮	建议使用花生油3g，盐1.6g
	红烧鲫鱼	鲫鱼	100	烧	
		生姜	少许		
		小葱	少许		
	白菜豆腐汤	小白菜	200	煮	
		豆腐	100		
午点（10%）	饼干	饼干	30	无	
	苹果	苹果	100	洗净生吃	

续表

餐次	食物名称	原料名称	原料重量/g	烹饪技法	食用油和盐
晚餐（30%）	米饭	大米	150	煮	建议使用花生油6g，盐1.6g
	番茄炒鸡蛋	番茄	150	炒	
		鸡蛋	50		
	芹菜豆腐干	芹菜	100	炒	
		豆腐干	50		
	胡萝卜炒肉片	胡萝卜	150	炒	
		瘦猪肉	25		

任务4　老年人群

一、生理特点

老年人是指60岁以上的人群，根据WHO定义，60～74岁是青年老年人，75～90岁是正式老年人。随着年龄增长，老年人身体的各部分器官系统的功能都有不同程度退化，如肝肾、胰脏免疫力功能下降；蛋白质的合成代谢降低，导致器官、肌肉及物质代谢降低，基础代谢降低15%～20%，活动量减少，与中年人相比，能量需求减少；由于牙齿脱落，嗅觉味觉迟钝，肠道消化酶分泌减少。肠道蠕动减缓，导致消化功能减退；体成分也在变化，如细胞数量下降，体水分减少，骨密度降低，骨强度下降；心率减慢，心脏搏出量减少，血管逐渐硬化，高血压患病率随年龄增加而升高。老年女性卵巢功能衰竭，雌激素水平降低，不足以维持月经期，进入围绝经期，骨代谢异常，易发生骨质疏松及骨折。

二、营养原则

①能量供给不宜过多，少盐少油，软烂易消化吸收，少食多餐，可采取"三餐两点制"。

②保证蛋白质的供给不低于中青年供给量，也不适宜摄入过多，其中优质蛋白要达到50%以上，以豆类蛋白为宜。

③控制碳水化合物的摄入，避免纯能量食物，增加膳食纤维丰富的粗粮杂粮的摄入。

④摄入充足的矿物质，尤其是铁、钙、锌、硒，每天喝牛奶，多吃豆制品、菌菇藻类及坚果。

⑤多食新鲜蔬果，多外出晒太阳，有充足的维生素供给，如维生素E、维生素B_1、维生素

B₂、维生素C、维生素D。

⑥足量饮水，保持心情舒畅，保持适量运动，维持健康体重。

⑦烹调方法尽量选择蒸、煮、炖、氽、焖等方式。

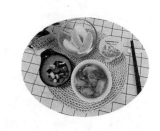

三、营养餐食谱示范

60岁老年人一日营养食谱如表4-8所示。

表4-8　60岁老年人一日营养食谱

餐次	食物名称	原料名称	原料重量/g	烹饪技法	食用油和盐
早餐（25%）	豆腐脑	豆腐脑	70	常温	建议使用盐0.8g
	包子	香菜	5	蒸	
		鸡蛋	35		
		标准粉	80		
		青菜	50		
早点（5%）	水果	苹果	100	洗净生吃	
午餐（30%）	米饭	粳米	150	煮	建议使用植物油20g，盐3.2g
	香菇烧小白菜	小白菜	200	炒	
		香菇	10		
	菠菜紫菜汤	菠菜	50	煮	
		紫菜	10		
	冬笋炒肉	冬笋	50	炒	
		肥瘦猪肉	100		
午点（10%）	酸奶	酸奶	250	常温	
晚餐（30%）	烙春饼	标准粉	70	烙	建议使用植物油10g，盐1.6g
	炒合菜	绿豆芽	100	炒	
		菠菜	100		
		韭菜	20		
		粉条	20		
	红豆小米粥	小米	35	煮	
		红豆	15		

任务5　素食人群

素食者是指以不食畜禽肉、水产品等动物性食物为饮食方式的人群。素食包括全素人群和蛋奶素人群，全素人群完全戒食动物性食品及制品，蛋奶素人群不戒食蛋奶食物及制品。由于膳食中缺乏动物性食物，如果素食者膳食安排不合理，容易引起维生素B_{12}、n–3多不饱和脂肪酸、铁、锌、钙、蛋白质等营养素摄入不足。

一、营养原则

（一）食物多样化

一般人群膳食指南的八准则也适用于素食者，虽没有动物性食物，但每天需要有谷薯类、蔬果类、豆类、菌藻类、坚果类、蛋奶类等。坚持每天12种以上或每周25种以上食物。可以采用同类食物交换、粗细色彩搭配、小分量餐具等实现多样化。

（二）谷薯类必须有

谷薯类是素食者膳食的重要组成部分，是主要能量和蛋白质来源，做到天天有谷薯、全谷物和薯类。

（三）合理利用大豆类食物

大豆类食物含有丰富的优质植物蛋白、不饱和脂肪酸、钙及B族维生素，还有大豆异黄酮、大豆卵磷脂、大豆固醇等有益健康的物质。可以弥补动物性食物导致的蛋白质、矿物质的缺乏。多食用各种豆制品，如豆腐、豆干、豆浆、豆花、素鸡、油豆腐、酸豆浆、发酵豆、豆瓣酱等。豆类和谷类合吃，能够大大提高蛋白质的利用率。

（四）多吃菌菇和藻类

菌菇类和藻类含有丰富的蛋白质、膳食纤维、维生素、矿物质和菌多糖，可以作为素食者营养的重要来源。可以多食用香菇、牛肝菌、木耳、银耳、平菇等各种菌菇类，及海带、紫菜、裙带菜、鹿角菜、羊栖菜等藻类。

（五）合理选择食物用油

素食者容易缺乏n–3多不饱和脂肪酸，这类脂肪酸广泛存在于亚麻籽油、紫苏油、菜籽油、核桃油和豆油等中，不饱和脂肪酸含量越高，油越不耐热，建议菜籽油、豆油用于烹炒，亚麻籽油、核桃油及紫苏油用于凉拌。

二、营养餐食谱示范

素食人群一日营养食谱如表4-9所示。

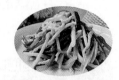

表4-9　素食人群一日营养食谱

餐次	食物名称	原料名称	原料重量/g	烹饪技法	食用油和盐
早餐（25%）	水煮蛋	鸡蛋	50	煮	不建议使用
	小米粥	小米	50	煮	
	面包	面粉	50	烤	
早点（5%）	苹果	苹果	100	洗净生吃	
午餐（30%）	荞麦面	荞麦面粉	50	煮	建议使用花生油3g，盐0.8g
	生菜沙拉	生菜	100	洗净生吃	
	腰果玉米炒百合	腰果	30	炒	
		玉米粒	80		
		鲜百合	50		
午点（10%）	牛奶	牛奶	200	常温	
晚餐（30%）	炒豌豆	豌豆	100	炒	建议使用花生油3g，盐1.6g
	凉拌豆腐	豆腐	100	汆	
	山药汤	山药	50	煮	
	火龙果	火龙果	100	生吃	

任务6　超重、肥胖人群

引起超重、原发性肥胖的主要是营养因素与不良饮食行为，如碳水化合物、脂肪摄入过多，经常进食能量高密度的食物，进食快、咀嚼少、食量大，喜爱西式饮食模式，边玩边进食，进餐时间不规律，进餐次数多等，又缺乏积极身体活动来消耗过剩的能量。因此，超重、肥胖的预防比治疗更重要且容易奏效，调整饮食结构、饮食内容和坚持运动是预防与控制肥胖的关键。

一、营养原则

（一）控制膳食总能量

在保证人体能从事正常活动下，尽量减少膳食总能量摄入，使能量代谢呈现负平衡。低能量减重膳食一般设计为女性1000～1200kcal/d，男性1200～1600kcal/d，或比原来习惯摄入的能量低300～500kcal/d。

（二）保证蛋白质的供给

在能量负平衡时，摄入充足的蛋白质可以减少人体肌肉等瘦体组织中的蛋白质被用作能量而被消耗掉。要求优质蛋白占50%。

（三）控制脂肪的摄入

肥胖者往往血脂高，因此脂肪供能控制在15%为宜，过多的脂肪摄入容易造成能量过剩。研究发现当膳食脂肪含量超过30%，增加体力活动所带来的正面影响很容易被抵消，尤其是动物脂肪更明显。要减少烹调用油，每天不要超过25g。

（四）适量摄入碳水化合物

选择血糖生成指数（GI）低的、淀粉较多的及膳食纤维丰富的食物，严格限制单糖、双糖类食物的摄入，如甜食、甜饮料等。

（五）保证维生素和矿物质的供给

维生素和矿物质对调节机体的生理生化反应非常重要，有些维生素可以促进脂肪的氧化分解，降低胆固醇，有利于预防心血管并发症。

（六）改掉不良的饮食习惯和行为

如暴饮暴食、常吃零食、挑食偏食、爱吃洋快餐、抽烟喝酒等不良习惯尽量改掉，慎重选择烹调方法，限制食盐和调味品的使用量。

二、营养餐食谱示范

超重、肥胖人群一日营养食谱如表4-10所示。

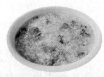

表4-10　超重、肥胖人群一日营养食谱

餐次	食物名称	原料名称	原料重量/g	烹饪技法	食用油和盐
早餐（25%）	玉米汁	玉米粒	200	常温	不建议使用
	水煮鹌鹑蛋	鹌鹑蛋	60	煮	
	全麦面包	全麦面粉	50	烤	
	拌黄瓜丝	黄瓜	50	洗净生吃	
早点（5%）	苹果	苹果	150	洗净生吃	
午餐（30%）	土豆烧牛肉	土豆	50	烧	建议使用豆油9g，精盐2.4g
		牛肉	50		
	白菜炒木耳	白菜	100	炒	
		木耳	20		

续表

餐次	食物名称	原料名称	原料重量/g	烹饪技法	食用油和盐
午餐（30%）	豆芽炒豆干	黄豆芽	75	炒	建议使用豆油9g，精盐2.4g
		豆腐干	25		
	糙米饭	糙米	25	煮	
午点（10%）	无糖酸奶	无糖酸奶	200	常温	
晚餐（30%）	三蔬炒河虾	河虾	70	炒	建议使用葵花籽油6g，精盐1.6g
		芦笋	50		
		百合	20		
		胡萝卜	50		
	清炒西蓝花	西蓝花	150	炒	
	全麦馒头	全麦面粉	50	蒸	

任务7 高血压人群

引起高血压的原因较多，超重、肥胖容易诱发高血压，营养不平衡和高钠低钾饮食习惯也是主要影响因素。比如膳食中饱和脂肪和胆固醇、钠摄入高，爱饮酒，膳食纤维、钙、钾摄入过少，平时身体活动少或强度又不够，较容易引发高血压。因此，高血压也重在预防，从营养干预和饮食行为入手。

一、营养原则

（一）严格控制能量和体重

每日能量摄入过多，容易导致超重或肥胖，进一步引发高血压风险。适当降低升高的体重，如降低4.5kg，减少体内脂肪的含量，可明显降低血压，还有助于控制糖尿病、高血脂、胰岛素抵抗等并发症。最有效的减重措施是限制高能量食物摄入和增加体力活动。

（二）减少动物脂肪摄入，限制胆固醇，补充适量优质蛋白

动物脂肪的过多摄入将增加高血压的风险，每天总脂肪的摄入应占总热量的25%以下，每日脂肪供给40~50g（P：M：S＝1：1：1），胆固醇摄入量小于300mg/d。大豆蛋白对血浆胆固醇水平有显著降低作用，鱼类禽类中的蛋白质可以改善血管弹性和通透性，脱脂牛奶、酸奶、海鱼海虾等对降压也有帮助。

（三）限制钠盐摄入量，增加钾和钙的摄入量

膳食高钠是高血压重要的发病因素之一，限制钠盐摄入能有效控制高血压。尽可能减少烹调用盐，建议每天5g以下，减少味精、酱油、鸡精的使用，减少咸菜、火腿、香肠、炒货的使用。钾可以抑制钠在肾小管的吸收，促进钠盐从尿液排出，可以降低血压。新鲜的蔬果是含钾食物的主要来源，如口蘑、绿茶、豆类、菌藻类等。在限制钠的同时摄入充足的钙，可部分消除血压升高的影响。奶类和豆类均是钙的良好来源。

（四）禁止喝酒，少食多餐，多喝水

长期饮酒者体内的升压物质较多，酒精能导致血压升高，同时抵抗降压药物的药性，故禁止喝酒。每日饮食不宜过多，建议少食多餐，餐餐不饱。放慢吃饭的速度，细嚼慢咽，多喝水。

二、营养餐食谱示范

高血压人群一日营养食谱如表4-11所示。

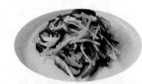

表4-11　高血压人群一日营养食谱

餐次	食物名称	原料名称	原料重量/g	烹饪技法	食用油和盐
早餐（25%）	小米粥	小米	50	煮	不建议使用
	馒头	面粉	25	蒸	
早点（5%）	牛奶	牛奶	250	常温	
午餐（35%）	清蒸鱼	鲫鱼	100	蒸	建议使用花生油3g，盐0.8g
	素炒油菜	油菜	200	炒	
	米饭	大米	100	煮	
午点（5%）	橙子	橙子	100	生吃	
晚餐（30%）	肉末豆腐	瘦猪肉末	50	烧	建议使用花生油3g，盐0.8g
		豆腐	100		
	拌黄瓜	黄瓜	100	去皮生吃	
	米饭	大米	100	煮	
	香蕉	香蕉	100	生吃	

任务8　糖尿病人群

········o········

一般有肥胖或高血压疾病的人往往容易患上糖尿病，另外不合理膳食也是发病直接原因，比如膳食结构从植物性为主的模式转变成动物性为主的模式，习惯高脂肪、高热量，精制粮食加工成的主食、面点摄入过多，引发较高的血糖生成指数。

一、营养原则

（一）适宜的能量摄入，保持理想体重

糖尿病患者的能量供给以维持或低于理想体重为宜，肥胖或消瘦状态都不适合糖尿病治疗。实际操作中应按照标准体质量计算供给能量。

（二）合理选择碳水化合物

糖尿病患者的碳水化合物摄入量未予以严格限制，占能量的50%~60%，但对碳水化合物的食物来源要求很高。经常选用血糖生成指数（GI）较低的食物。高分子碳水化合物如多糖淀粉对血糖影响较小，可适量选用，但相应减少主食的摄入，对含蔗糖、葡萄糖、乳糖等小分子糖较丰富的食物如蜂蜜、白糖、红糖、水果等要限量使用。

（三）适量蛋白质，限制脂肪和胆固醇

糖尿病患者的糖异生作用加强，蛋白质会加速分解，出现负氮平衡，对健康不利，应当适当增加蛋白质的摄入，限制动物脂肪和胆固醇的摄入，可减少糖尿病并发症。提倡优质蛋白占50%以上，尤其是豆蛋白，限制牛油、奶油、羊油的摄入。

（四）保证丰富的维生素、膳食纤维和矿物质的摄入

糖尿病患者容易缺乏B族维生素、维生素C、维生素D及多种矿物质元素，这些营养素的正常存在有助于改善糖代谢、提高胰岛素的敏感性。膳食纤维可控制血糖升高幅度，降低餐后血糖，改善葡萄糖耐量等，主张多食粗粮、蔬菜、海藻、杂豆等。

（五）定时定量就餐，少食多餐，限制烟酒

合理安排进食时间、餐次、进食量是糖尿病营养治疗中的主要内容。定时定量进食是控制血糖波动的重要措施之一。一般3~5餐，每餐进食量少但均衡，加餐的食物以牛奶、鸡蛋、豆制品等富含蛋白质的食品为佳。糖尿病患者最好限制或禁止烟酒。

二、营养餐食谱示范

糖尿病人群一日营养食谱如表4-12所示。

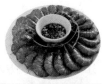

表4-12 糖尿病人群一日营养食谱

餐次	食物名称	原料名称	原料重量/g	烹饪技法	食用油和盐
早餐（25%）	牛奶燕麦糊	鲜牛奶	250	常温	建议使用橄榄油2g
		燕麦片	10		
	全麦面包	全麦面粉	50	烤	
	水煮蛋	鸡蛋	50	煮	
	凉拌海带	海带	75	氽	
早点（5%）	苹果	苹果	200	洗净生吃	
午餐（30%）	青椒茭白鸡丝	茭白	50	氽	建议使用橄榄油6g，盐2.6g
		青椒	25		
		鸡丝	50		
	菜心炒香菇	油菜	100	氽	
		香菇	20		
	豆腐番茄汤	番茄	75	煮	
		内酯豆腐	75		
	南瓜蒸饭	大米	50	蒸	
		南瓜	50		
午点（10%）	无糖酸奶	无糖酸奶	250	常温	
晚餐（30%）	清蒸小黄鱼	小黄鱼	80	蒸	建议使用橄榄油6g，盐2.4g
		姜	5		
		黄酒	5		
	胡萝卜肉片	胡萝卜	50	氽	
		肉片	30		
	蒜蓉生菜	生菜	100	炒	
	玉米面窝窝头	玉米面	50	蒸	
	圣女果	圣女果	200	洗净生吃	

项目三
职业能力训练

女性白领一日食谱设计

基本信息： 广州白领，女，27岁，身高165cm，体重66kg，轻身体活动水平。

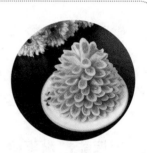

一、分析配餐对象的基本情况

（一）计算BMI并分析

根据公式体质指数（BMI）＝体重（kg）÷身高（m）^{2}，由此：

女性白领BMI＝66（kg）÷（1.65m）^{2}＝24.2（kg/m^2）

根据目前中国人体型判断标准：BMI＜18.5为消瘦，18.5≤BMI≤23.9为正常，24≤BMI≤27.9为超重，BMI≥28为肥胖，所以该对象24＜BMI＝24.2＜27.9，为超重。

（二）设定膳食制度和营养原则

该女性白领是27岁，轻身体活动，体重超重，因此膳食制度和营养原则要参考超重、肥胖人群健康饮食原则来设定。具体建议如下。

（1）控制膳食总能量，采取低能量平衡膳食，如少吃含有葡萄糖、果糖、蔗糖丰富的甜食，少吃油炸油煎类高能量食物，少吃高脂肪多油多糖的食物。

（2）限制脂肪的摄入，少吃含饱和脂肪酸丰富的动物油或肥肉，适量摄入含不饱和脂肪酸丰富的植物油或海鱼类食物。

（3）适量摄入蛋白质，以大豆蛋白和鱼类蛋白为佳。

（4）适量摄入多糖类食物，多选择血糖生成指数低的食物，含膳食纤维和抗性淀粉丰富的食物,如全谷物、薯类、蔬果类等。

（5）保证维生素和矿物质的合理摄入,多吃绿色蔬菜和新鲜水果,增加海带、紫菜、菌菇、藻类食物摄入。

（6）饮食宜清淡,限制高盐食物摄入,少辛辣刺激和味厚甜蜜的食物摄入等。

（7）应以用油少的烹调方法为主,如蒸、煮、凉拌、汆等。

（8）增加身体活动量,以有氧运动和阻抗运动相结合,中等强度,30~60分钟为宜,坚持锻炼不间断,3个月降低4~5kg为宜。

（9）养成良好饮食习惯和健康饮食行为,戒烟限酒、少零食、甜食、饮料,多饮用凉白开和绿茶,饮食有节制有规律,一日三餐定时定量,不可过饥过饱,暴饮暴食,吃饭细嚼慢咽等。

二、确定配餐对象全日能量参考值

根据该白领性别、年龄及身体活动,从《中国居民膳食营养素参考摄入量（2013版）》（附录）中查到该女性白领的全日能量参考摄入量为:1800kcal。

三、根据能量水平确定食物类别

该白领一日能量参考值:1800kcal,需要摄入的食物类别及摄入量:

应用平衡膳食宝塔法,根据平衡膳食宝塔建议不同能量等级的各类食物参考摄入量查到结果如表4-13所示:

表4-13 该白领需要摄入的食物类别及摄入量

食物类别	谷类	全谷类	薯类	蔬菜	深色蔬菜	水果	禽畜肉类	蛋类	水产品	乳制品	大豆坚果	烹调用油	烹调用盐
重量/g	225	50~150	50	400	占1/2	200	50	40	50	300	25	25	<5

四、该女性白领一日食谱初步结果

该女性白领一日食谱如表4-14所示。

表4-14 该女性白领一日食谱

餐次	食物名称	原料名称	原料重量/g	烹饪技法	食用油和盐
早餐（30%）	鲜牛奶	牛奶	300	灭菌	食用油:5g 碘盐:1g
	鸡蛋	鸡蛋	40	煮	

续表

餐次	食物名称	原料名称	原料重量/g	烹饪技法	食用油和盐
早餐（30%）	牛肉拉肠	牛肉、稻米	20、75	蒸	食用油：5g 碘盐：1g
	苹果	苹果	50	洗净生吃	
午餐（40%）	杂豆饭	杂豆、稻米	70、100	煮	食用油：15g 碘盐：3g
	香菇滑鸡	香菇、鸡肉	50、30	蒸	
	凉拌豆腐	豆腐	25	凉拌	
	氽生菜	生菜	200	氽	
	火龙果	火龙果	50	生吃	
晚餐（30%）	土豆红薯饭	土豆、红薯	50、50	蒸	食用油：3g 碘盐：1g
	清蒸鱼块	鱼肉、大葱	50、25	蒸	
	蒸南瓜条	南瓜	125	蒸	
	香蕉	香蕉	100	生吃	

训练1 在校大学生一日食谱设计

基本信息：广州大学生，男，21岁，身高175cm，体重65kg，中等身体活动水平。

操作指引：以组为单位，参照上面示范案例，根据提示，逐步完成以下案例中大学生一日营养餐设计，完成后每组展示结果并讲解设计思路，最后师生评分和点评。

一、分析配餐对象的基本情况

（一）计算BMI并分析

（二）大学生常见饮食问题

（三）设定膳食制度和营养原则

二、确定配餐对象全日能量参考值

三、根据能量水平确定食物类别

该大学生一日能量参考值：_____，搭配需要摄入的食物类别及摄入量：

四、该男性大学生一日食谱初步结果

职业能力初步评价（100分）

一、师生打分评价

	语言清晰（10分）	表达自信（10分）	小组设计（60分）	BMI分析（10分）	其他分析（10分）	总分
第一组						
第二组						
第三组						
第四组						
第五组						
第六组						
第七组						
第八组						
第九组						

二、师生点评记录

⊚ 营养素计算法设计食谱范例

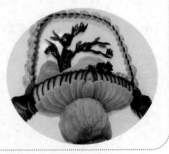

男性超重、高血压患者一日食谱设计

基本信息：男，45岁，身高170cm，体重76kg，办公室职员，高血压患者。

一、分析配餐对象的基本情况

该对象是男性，45岁，属于中年人，职业是办公室职员，提示他为轻度体力劳动者，又患有高血压，目前身体处于疾病状态。由于他身高170cm，体重76kg，根据公式体质指数（BMI）＝实际体重（kg）÷身高（m）^{2}，该对象的体质指数为：

$$BMI＝76kg÷（1.7m）^2＝26.3（kg/m^2）$$

根据目前中国人体型判断标准：BMI<18.5为消瘦，18.5≤BMI≤23.9为正常，24≤BMI≤27.9为超重，BMI≥28为肥胖，所以该对象24<BMI＝26.3<27.9，为超重。

二、设定膳食制度与营养原则

由于该对象是体重超重又患有高血压的轻体力中年男性，所以他的营养配餐要参考超重、肥胖和高血压人群膳食营养指导，具体建议如下。

①减少钠盐的摄入，每天<3g，少食烹调用盐，减少味精、酱油、鸡精、榨菜、咸蛋、火腿、香肠、咸菜、加工肉制品等；少辛辣刺激和味厚甜蜜的食物摄入等。

②控制膳食总能量，采取低能量平衡膳食，如少吃葡萄糖、果糖、蔗糖含量丰富的甜食，少吃油炸油煎类高能量食物，少吃高脂肪多油多糖的食物。

③调整能量结构，限制富含饱和脂肪酸的动物脂肪的摄入，适量摄入富含不饱和脂肪酸的植物油或海鱼类食物。

④适量摄入蛋白质，以豆类及制品和鱼类蛋白为佳。

⑤适量摄入多糖类食物，多选择低血糖生成指数的食物，膳食纤维和抗性淀粉含量丰富的食物，如全谷物、薯类、蔬果类等。

⑥增加钾、钙、镁和维生素摄入，多吃鲜奶、绿色蔬菜和新鲜水果，增加海带、紫菜、菌菇、藻类食物摄入。

⑦应以用油少的烹调方法为主，如蒸、煮、凉拌、氽等。

⑧增加身体活动量，以有氧运动和阻抗运动相结合，中等强度，30~60分钟为宜，坚持锻炼不间断，3个月降低4~5kg为宜。

⑨养成良好饮食习惯和健康饮食行为，戒烟限酒、少零食、甜食、饮料，多饮用凉白开和绿茶，饮食有节制有规律，一日三餐定时定量，不可过饥过饱、暴饮暴食，吃饭细嚼慢咽等。

三、制定初步食谱

（一）查表确定对象的全日能量供给量

通过查找表《中国居民膳食营养素参考摄入量（2013版）》，该对象全日能量需要量为2250kcal。

（二）计算三大产能营养素供给量

一般情况下，三大产能营养素占总能量的供能比例分别为：碳水化合物50%～65%，脂肪20%～30%，蛋白质10%～15%。对于该对象而言，超重又高血压，故选择可为：碳水化合物65%，脂肪20%，蛋白质15%。由于1g碳水化合物和1g蛋白质产生的热能约为4kcal，1g脂肪产生的热能约为9kcal，所以：

$$碳水化合物供给量（g）= \frac{2250kcal \times 65\%}{4kcal/g} = 366（g）$$

$$蛋白质供给量（g）= \frac{2250kcal \times 15\%}{4kcal/g} = 84（g）$$

$$脂肪供给量（g）= \frac{2250kcal \times 20\%}{9kcal/g} = 50（g）$$

（三）三大产能营养素的餐次分配

一般情况下，一日三餐能量分配按照早餐30%、中餐40%、晚餐30%的比例计算。结合该对象实际情况，餐次分配比参照以上比例，由此为：

早餐：碳水化合物：366g×30%＝110（g）；蛋白质：84g×30%＝25（g）；脂肪：50g×30%＝15（g）。

中餐：碳水化合物：366g×40%＝146（g）；蛋白质：84g×40%＝34（g）；脂肪：50g×40%＝20（g）。

晚餐：碳水化合物：366g×30%＝110（g）；蛋白质：84g×30%＝25（g）；脂肪：50g×30%＝15（g）。

（四）设计每餐主副食品种搭配

在遵循平衡膳食条件下，结合该对象的实际情况，其早餐、中餐、晚餐所需主食和副食为：

早餐：馒头，酸奶（脱脂），煮鸡蛋，苹果。

中餐：米饭，芹菜炒肉片，蒜蓉空心菜，雪梨。

晚餐：蒸土豆，豆腐鳝鱼汤，氽生菜，香蕉。

（五）计算主副食主要原料的重量

根据以上各餐主副食设计，通过查找《中国食物成分表：标准版》，确定主副食原料中需含主要营养素的百分比，根据以下公式计算：

$$主食原料的供给量（g）= \frac{餐次所需碳水化合物重量（g）}{主食原料所含碳水化合物的百分比}$$

$$副食原料的供给量（g）= \frac{餐次所需蛋白质重量（g）}{副食原料所含蛋白质的百分比}$$

由此：

1. 早餐主副食重量计算

早餐的主食为馒头，主要原料为小麦粉（特一粉），主要营养素为碳水化合物、蛋白质、脂肪，占比分别为75.5%、10.3%、1.1%。

$$面粉的供给量（g）=\frac{110g}{75.5\%}=146（g）$$

其中含蛋白质、脂肪分别重为：146g×10.3%=15（g）；146g×1.1%=2（g）。

按照平衡膳食宝塔中建议每人每天吃一个鸡蛋，考虑到该对象有高血压，故食用一个40g鸡蛋为宜，经查中国食物成分表，鸡蛋中蛋白质、脂肪营养分别占比为13.1%、8.6%，所以40g鸡蛋中蛋白质、脂肪分别重为：40g×13.1%=5（g）；40g×8.6%=3（g）。

早餐需要25g蛋白质，脱脂酸奶需要提供蛋白质为：25g–15g–5g= 5（g）；经查中国食物成分表，脱脂酸奶中蛋白质营养占比为3.3%，故脱脂酸奶需要量为：5g÷3.3%=152（g）。

早餐主副食能提供的脂肪总计：2g+3g=5（g），小于早餐需要量15g，考虑到该对象超重，又有高血压，早餐宜清淡，故不添加食用油，可以用于中餐用：15g–5g=10(g)。

2. 中餐主副食重量计算

中餐的主食为米饭，主要原料为稻米，主要营养素碳水化合物、蛋白质、脂肪占比分别为77.9%、7.4%、0.8%。

$$稻米的供给量（g）=\frac{146g}{77.9\%}=187（g）$$

其中含蛋白质、脂肪分别重为：187g×7.4%=14（g）；187g×0.8%=1（g）

副食芹菜炒肉片中主料为猪瘦肉，中餐中需要猪瘦肉提供的蛋白质为：34g–14g=20（g）；经查中国食物成分表，猪瘦肉中蛋白质、脂肪营养分别占比为20.3%、6.2%，所以需要猪瘦肉的重量为：20g÷20.3% =99（g）；其中脂肪重为：99g×6.2%=6（g）。

副食中的芹菜和空心菜属于蔬菜类，参照平衡膳食宝塔中的建议每天300～500g，又考虑到该对象超重，又有高血压，故设定芹菜用量为150g，空心菜用量为200g。

中餐做菜需要用食用油，建议使用花生油，使用量为：20g–1g–6g+10g =23（g），小于平衡膳食宝塔建议量每天25～30g。

3. 晚餐主副食重量计算

晚餐的主食为蒸土豆，主要原料为土豆，主要营养素碳水化合物、蛋白质、脂肪占比分别为17.8%、2.6%、0.2%。

$$土豆的供给量（g）=\frac{110g}{17.8\%}= 618（g）$$

其中含蛋白质、脂肪分别重为：618g×2.6%=16（g）；618g×0.2%=1（g）。

副食豆腐鳝鱼汤中原料有鳝鱼和豆腐，两者均能提供丰富蛋白质，而晚餐需要蛋白质为25g，需要鳝鱼和豆腐提供的蛋白质为：25g-16g=9（g），鳝鱼是主料，豆腐为配料，故设定分别提供蛋白质为7g、2g；经查中国食物成分表，鳝鱼中蛋白质、脂肪营养分别占比为18%、1.4%，豆腐中蛋白质、脂肪营养分别占比为9.2%、8.1%，所以需要鳝鱼的重量为：7g÷18%＝39（g）；其中脂肪重为：39g×1.4%＝1（g）；需要豆腐的重量为：2g÷9.2%=22（g），其中脂肪重为：22g×8.1%＝2（g）。

副食中的生菜也属于蔬菜类，参照以上建议，故设定生菜用量为150g。

晚餐做菜需要用食用油，建议使用茶油，使用量为：15g-1g-1g-2g=11（g），小于平衡膳食宝塔建议量每天25～30g。

按照平衡膳食宝塔中建议每天吃水果200～350g，故早餐苹果为100g，中餐雪梨为100g，晚餐香蕉为150g。

（六）产生初步食谱

食谱是营养素计算法最终的成果，通常要求包括餐次、食物名称、原料名称、原料重量、烹饪技法等。通过梳理以上计算过程初步整理形成食谱表。故该对象的初步食谱如表4-15所示。

表4-15　男性超重、高血压患者一日食谱

餐次	食物名称	原料名称	原料重量/g	烹饪技法	食用油和盐
早餐 （30%）	馒头	小麦粉	146	蒸	不建议使用
	酸奶（脱脂）	酸奶	151	常温	
	鸡蛋	鸡蛋	40	煮	
	苹果	苹果	100	洗净生吃	
午餐 （40%）	米饭	稻米	187	煮	建议使用花生油 22g，低钠盐2g
	芹菜炒瘦肉	猪瘦肉	113	炒	
		芹菜	150		
	蒜蓉空心菜	空心菜	200	炒	
	雪梨	雪梨	100	洗净生吃	
晚餐 （30%）	蒸土豆	土豆	618	蒸	建议使用茶油 11g，低钠盐1g
	豆腐鳝鱼汤	鳝鱼	39	煮	
		豆腐	22		
	余生菜	生菜	150	余	
	香蕉	香蕉	150	生吃	

（七）食谱的评价与调整

针对初步制定的食谱表，结合对象的生理或病理特点，饮食习惯爱好，营养需求与消费水平等状况，评价食谱设计的平衡性、合适性、可行性，并提出食谱改善建议。通常从以下问题入手，结合该对象一日食谱评价如下。

1. 膳食结构是否合理

以《中国居民平衡膳食宝塔（2022）》为指导依据，考察食物种类是否齐全、多样，数量是否合理、满足。平衡膳食宝塔中建议2岁以上人群每人每天需要精杂粮食类、蔬果类、鱼虾肉类、蛋奶豆类和盐油类五大类食物原料，并且精杂粮食类和蔬果类是一天膳食中食用量占比最大的。从以上食谱可以看到，食物种类齐全多样，五大类都有，精杂粮食类包括面粉、稻米、土豆三种，蔬果类包括芹菜、空心菜、生菜、苹果、雪梨、香蕉六种，鱼虾肉类包括鳝鱼、猪瘦肉两种，蛋奶豆类包括鸡蛋、酸奶、豆腐三种，盐油类包括低钠盐、花生油、茶油三种。各种食物原料的食用量基本在宝塔要求范围内，不过面粉、稻米、土豆三种精杂粮食总重量为951g，超过了要求最大量300g，考虑调整晚餐主食的设计，如土豆焖饭；另外肉类除了猪瘦肉外，可以添加其他肉类使之更为丰富。

2. 色彩搭配是否合理

平衡膳食要求是五颜六色的美食，基本要包括红、黄、黑、白、绿五种基本颜色。该食谱显示没有黑色，可以在芹菜炒瘦肉中加入木耳。

3. 烹调方法是否合理

主要考察油盐是否过量，是否引入不利于健康的物质，是否最大限度保护营养物质不受破坏和损失，是否适宜配餐对象生理或病理需要等。在上食谱中，蒸、煮、炒、氽、生吃都是比较健康的烹调技法，能保留最大食物营养价值，又不会带来有害物质，烹调出的菜肴清淡美味，色彩饱满，不油腻无刺激味道，适合有高血压的人群。烹调用油用盐均在宝塔限量范围内。

4. 主食是否做到粗细搭配

主食粗细搭配是平衡膳食的基本要求，主要考察是否摄入全谷类、薯类、杂豆类，摄入量是否充足。纵观该食谱，全谷类比较缺乏，可以适当添加小米、燕麦、荞麦、高粱类粗粮。

5. 蔬菜是否充足，搭配是否合理

主要考察蔬菜的数量是否充足，深色蔬菜数量是否占一半以上。该食谱中蔬菜有芹菜、空心菜、生菜三种，空心菜和生菜属于深色蔬菜，占总量一半以上。不过蔬菜的种类可以更加丰富些。

6. 动物性制品的选择是否合理

主要考察动物原料种类是否丰富，数量是否合理，在膳食结构中是否均衡，动物脂肪是否过多。该食谱中动物原料有鸡蛋、猪瘦肉、鳝鱼，种类有限，且猪瘦肉的摄取量（113g）超出了平衡膳食宝塔要求范围（畜禽肉40~75g），可以适当调整畜禽肉的种类。不过这些动物原料脂肪含量低，总量在膳食结构中占比不高。

7. 是否有奶豆制品，是否提供了充足的钙

主要考察是否有适量的奶制品和豆制品，营养餐要求豆制品提供的豆蛋白必需占食物总蛋白的35% ~ 40%。是否有充足的钙并利于吸收。该食谱有酸奶和豆腐，含有丰富的钙质，且酸奶和豆腐汤利于钙的吸收，豆腐提供的豆蛋白占一日总蛋白的比例为：$2g \div 84g \times 100\% = 2.4\%$，远远低于要求范围，需要进行调整。

8. 是否提供过多甜食和甜饮料

主要考察精制糖和饮料是否摄入合理，数量是否过量。该食谱没有摄入精制糖如白糖、红糖等，也没有甜饮料、碳酸饮料，比较健康。不过在水果中有天然的葡萄糖、果糖类物质。

9. 是否考虑了食用者禁忌事项和口味要求

主要考察是否考虑生理和病理需要，是否考虑饮食习惯爱好风俗。该配餐对象有高血压，并超重，根据这些生理病理需要，尽量摄入能降血压低脂肪类物质，如芹菜、香蕉、低钠盐、鳝鱼、豆腐、苹果、雪梨等。

训练2 女性超重老人一日食谱设计

基本信息：65岁老人，女，身高155cm，体重65kg，轻身体活动水平。

操作指引：以组为单位，参照示范案例，根据提示，逐步完成以下案例中超重老人一日营养餐设计，完成后每组展示结果并讲解设计思路，最后师生评分和点评。

一、分析配餐对象的基本情况

（一）老人生理特点

（二）计算老人BMI

二、设定膳食制度和营养原则

三、推荐营养美食

要求：推荐10种美食以供食谱编制备用，并介绍主要原料的营养价值。

四、制定初步食谱

五、食谱的评价与调整

（一）膳食结构是否合理？

（二）色彩搭配是否合理？

（三）烹调方法是否合理？

（四）主食是否做到粗细搭配？

（五）蔬菜是否充足，搭配是否合理？

（六）动物性制品的选择是否合理？

（七）是否有奶豆制品，是否提供了充足的钙？

（八）是否提供过多甜食和甜饮料？

（九）是否考虑了食用者禁忌事项和口味要求？

职业能力初步评价（100分）

一、师生打分评价

	语言清晰（10分）	表达自信（10分）	计算过程（40分）	美食介绍（25分）	设计分析（15分）	总分
第一组						
第二组						
第三组						
第四组						
第五组						
第六组						
第七组						
第八组						
第九组						

二、师生点评记录

学习小结

　　营养食谱设计是营养领域中职业工作的核心内容，更是营养职业核心技能的体现。开展营养食谱设计时，需要充分考虑被设计对象的性别、年龄、体重、生理状况、病理状况、习惯爱好、职业劳动、经济状况、地域、季节等影响因素，再选择合适的食谱设计方法。平衡膳食宝塔法适合一般健康人群，而营养素计算法更适合特殊人群，比如老人、孕妇、肥胖、高血压、糖尿病等人群。特殊人群的食谱设计更要遵循营养指导原则和膳食制度，在平衡膳食模式下追求健康饮食。通过食谱设计能力训练，所具备的初步核心职业能力和职业素养，让我们可以基本胜任三级公共营养师、注册营养师助理等营养领域工作。

学习检测

扫描二维码获取

模块拓展

1. 请你提出幼儿一日食谱的能量餐次分配比例，并按膳食计算法为小班（3岁）12名男孩和18名女孩制订午餐食谱，要求脂肪供能比为30%。

2. 某6.5岁女孩，食欲差，消瘦，要求进行膳食指导。膳食调查资料如下：①小孩食谱见表4-16。②依据食谱按膳食构成的食物分类及重量见表4-17。③依据食谱计算的能量及三大营养素供给量为能量1100kcal，蛋白质31g（其中瘦肉蛋白12g），脂肪46g，碳水化合物141g；三餐能量摄入量分别为早餐270kcal，午餐420kcal，晚餐410kcal。请评价该女孩的食谱及膳食营养状况。

表4-16 某6.5岁女孩一日食谱

早餐	食物量/g	午餐	食物量/g	晚餐	食物量/g
大米粥	100	米饭	150	米饭	150
馒头	100	猪肉（瘦）	30	猪肉（瘦）	30
		油菜（小）	100	小白菜	100
全日烹调用油					40

表4-17 某6.5岁女孩膳食构成表

食物种类	食物重量（折合生食品原料重量）/g
小麦粉（富强粉，特一粉）	60
稻米（平均值）	115
猪肉（瘦）	60
蔬菜	200
烹调用油	40

模块五
烹饪营养创新实训

模块导学

　　烹饪制作是美食诞生的重要环节，烹饪营养是健康膳食管理的重要组成部分。本模块重点探讨影响烹饪营养的主要因素、科学烹饪的做法和三大营养素在烹饪中的物理化学变化及应用，并且从目前餐饮和家庭膳食制作现状出发，以仿真工作为学习情境，开展烹饪营养创新职业能力训练。从知识的理解掌握，到职业能力的实践训练，旨在提高学生中西式菜品、面点烹饪水平，更为烹饪创新提供智力源泉，增强未来职业核心竞争力，为大众呈现更多的健康美食。

学习目标

❑　能力目标

　　能改良或创新传统烹饪工艺，创造食物营养价值最大化，制作出色、香、味、形、质、养俱佳的膳食。

　　能采取科学有效的烹饪措施，减少营养素流失、破坏和浪费。

　　能为常见人群的膳食制作提供烹饪营养改善建议。

　　能利用营养素的理化性质改善烹饪，增加食物营养价值。

❑　知识目标

　　理解影响食物营养价值的常见因素。

　　归纳比较常见烹调方法对营养素的影响。

　　掌握科学烹饪的主要措施。

❑　素质目标

　　传承优秀的烹饪文化，通过改良创新将其发扬光大。

　　植入创新思维，精益求精。

　　树立整体观，善于探究。

　　塑造科学、节俭、团队合作精神。

案例思考

　　某粤菜餐馆，今年遭遇常来食客普遍反映菜品、主食、点心常年守旧，烹饪水平不见长，都吃厌烦了。餐馆老板十分担忧和焦虑，怎样留住食客和促进餐馆良性发展？如果你是这里的厨师长或餐饮经理，请从你的角度，给出宝贵建议。

如果你不能解决以上案例问题，请自主开启你的学习之旅吧！

项目一

烹饪营养认知

任务1　认识烹饪营养与健康

一、烹饪营养的含义

烹饪营养是应用中西方现代营养学、中华饮食养生学和传统烹饪学的智慧结晶，指导中西餐烹饪过程的一门应用实践性科学，主要围绕烹饪工艺中造成食物原料营养素的变化及规律，对食物营养价值的影响因素分析，合理膳食与健康，合理烹饪等重要内容展开深入研究与实践应用。人体的营养健康离不开烹饪营养的良好管理。

二、烹饪工艺与健康的关系

烹饪工艺是一个复杂的过程，包括原料选用、原料的初步加工、原料切配、菜品的烹调、菜品的造型及菜品的卫生保证六个主要工艺环节。从原料选用看，范围广、品种多，合理搭配，可以使各种食物的营养素在数量和功能上互补，提高食物营养价值；从原料初步加工和切配看，从保护原料营养出发，原料初步加工方式和切配形状、厚薄、大小等需要慎重选择；菜品烹调过程，受温度、渗透压、酸碱度、氧气等因素的影响，可以发生一系列物理化学变化。这些变化可以提高食物的消化吸收率；可以破坏、杀死生原料中有毒成分、有害病菌或寄生虫卵等，有利于人们身体健康；同时也可能使原料营养素破坏、损失，或产生有毒害的物质，导致菜品营养价值降低或菜品不安全，对人们健康造成潜在危害。

任务2　分析影响食物营养的因素

一、食品保藏因素

（一）冷藏冷冻

食品冷藏是将预冷后的食物存放在温度–2～15℃中短时保藏，当食物温度达到预定温度，基本能延缓和抑制大多数食物的生物化学变化和微生物繁殖活动，而较长时间（小于7天）保持食物新鲜，对食物的感官性状和营养价值的影响较小。

食品冷冻是将食物低温快速冻结后存放在温度–18℃中长期保藏。被冻结的食物营养、外观、质地、色泽、风味等不会发生大的变化。但在食物解冻过程中，水溶性维生素、矿物质、水溶性蛋白质流失和被破坏较多，对其他营养物质影响不大。

（二）辐射保藏

辐射保藏主要利用原子能射线的辐射能量对新鲜食物进行杀菌、杀虫、酶活性钝化处理，在一定时期内使食物不发生腐败变质。辐射过程对食物营养影响较大，可引起蛋白质变性，或降解生成氨基酸而利于蛋白质的消化吸收。可引起脂肪发生氧化、脱酸、氢化作用，可引起维生素C、维生素B_1、维生素B_2不同程度损失。对脂溶性维生素影响也较大：其损失顺序为维生素E＞胡萝卜素＞维生素A＞维生素D。

（三）化学保藏

化学保藏是在食品加工中，为了防止食品的腐败变质，加入一定数量的食品添加剂。有些添加剂对食物营养有一定影响，如氧化剂能使食物中的维生素A、维生素C、维生素E受氧化而破坏，亚硝酸盐可使维生素C、维生素B_1、胡萝卜素及叶酸破坏，使用量较多时还会引起中毒。

（四）高温保藏

高温保藏是通过高温加热杀死食物中细菌和病毒而利于保藏的方式。高温加热过程对食物营养影响较大，淀粉可以发生糊化作用而容易消化，蛋白质受热变性而容易被消化吸收，油脂氧化发生酸败，水溶性维生素较大程度受到破坏。

二、选择和搭配因素

食物原料中的各种成分和营养素之间可相互作用，增加或降低人体对营养素的消化吸收。一般来说，动物性食物比植物性食物消化吸收率高，因为植物有细胞壁，影响营养素的释放。但若食物搭配烹调，又混合吃，就可以提高食物消化率和吸收率，其前提是选择的食物原料要适宜，数量要适当，种类要丰富，烹调方法要得当，搭配要科学，尽量减少抗营养因子存在。

这样各类原料的营养素之间就能互相作用，取长补短，提高每餐食物的营养价值。例如赤豆饭、红薯饭、豆沙包、肉菜包、素什锦、羊肉炖萝卜等都是较好的搭配，而大鱼大肉、整鸡整鸭、菠菜豆腐汤等吃法欠妥，会大大影响食物营养价值。

三、烹饪方法因素

（一）烧

烧是将预制好的原料，加入适量汤汁和调料，用旺火烧沸后，改用中、小火加热，使原料适度软烂，而后收汁或勾芡成菜的多种技法的总称。烧过的动物性原料的汤汁中会存在较多的水溶性营养素如维生素B_1、维生素B_2、钙、磷、氨基酸及糖类等，部分蛋白质和糖类在加热后会发生水解反应，而脂肪则无显著变化。不仅口感好，而且易消化，如红烧肉、干烧鳜鱼等。

（二）煮

煮是将处理好的原料放入足量汤水，用不同的时间加热到原料成熟时出锅的方法。原料在煮制时，其中所含的蛋白质、脂肪、无机盐、有机酸和维生素浸入汤中，因此应注意汤汁的合理利用。煮米饭的米汤、面条汤、饺子汤，除含有较多的淀粉和B族维生素以外，还可以开发出米汤煮泥鳅、米汤泡酸豆角等菜肴；煮生牛肉的肉汤虽然汤色浑浊，但只要长时间加热后舀去漂浮的血沫，汤色就会变得澄清，而且具有鲜美的滋味，可用于清汤牛尾、牛肉面。

（三）汆与涮

汆与涮都是以水作为传热媒介，把加工成丝、条、丸子或者薄片的小型原料放入烧沸的汤水锅中，短时间加热的方法。如汆西施舌、涮肥牛、涮羊肉等菜式，由于原料加工细薄小巧，在沸水中停留的时间控制不好，又多次汆涮，所以容易导致钙、铁、锌、硒、维生素B_1、维生素B_2、维生素B_5及蛋白质的流失。但对于蔬菜而言，在火锅汤汁中涮烫后迅速食用能很好地保存维生素C。

（四）炖、焖、煨

炖、焖、煨以水作为传热媒介，通常选料较大，火力较小，加热时间很长，成菜时具有熟软或酥烂的特点，适合老年人、孕妇、母乳期的妇女食用。尤其是芸豆炖猪蹄、蚝油焖乳鸽、熬黄花鱼、瓦罐煨鸡汤等菜肴。由于烹饪温度不高，蛋白质变性温和，处于容易消化吸收状态。原料的肌肉组织中氨基酸、多肽等溶解于汤汁中，利于增鲜；结缔组织中坚韧的胶原蛋白质在长时间加热后完全水解成可溶的明胶，利于消化；骨骼组织中的钙质与维生素D、有机酸类发生反应，利于吸收；脂肪组织中的脂肪酸则可以与料酒中的乙醇发生反应生成酯类物质，利于增香。但是加入植物性原料时要注意投放时间，防止原料中丰富的维生素C、维生素B_1等营养物质被破坏。

（五）炸

炸是将处理过的原料放入油量较多的锅中，用不同的油温、不同的时间加热，使菜肴内部保持适度水分和鲜味，并使外部酥脆香爽，一次成菜的技法。油炸食品可增加脂肪含量，在胃内停留时间长，不易消化，饱腹作用强。像清炸里脊、炸油条等，高温加热后B族维生素破坏较大，蛋白质严重变性，脂肪发生一系列反应，使营养价值降低。实验证明，油温在150~200℃时炸里脊维生素B_1保存86%、维生素B_2保存95%。而油温高于350℃时，脂肪的聚合反应和分解作用加强，产生对人体有害的低级酮和醛类，使脂肪味感变差；肉中蛋白质焦化，产生致癌物。因此，温度的控制是油炸菜肴制作的关键，通过挂糊或上浆形成原料保护层可以减少不耐高温类营养素的破坏，另外食用油的品质也非常重要。

（六）煎、贴、塌

煎、贴、塌都是用较少油量遍布锅的底部作为传热介质的烹饪技法。将原料加工成扁形或厚片，用小火将原料煎至两面金黄，使表层蛋白质变性形成薄膜、淀粉糊化后又失水结成硬壳。因此，食品内部的可溶性物质流失较少。像鱼香虾饼、锅贴鸡片、锅塌豆腐等菜肴，吃时外酥里嫩，美味多汁。由于原料传热性不好，为防止出现外熟里生的现象，对选料、刀工、温度、时间等应严格要求。

（七）炒、爆、熘

炒、爆、熘的菜肴，通常以油作为传热媒介。除植物性原料以外，挂糊或上浆是不可缺少的工序。原料表面裹上稀薄的蛋清和淀粉，与热油接触以后，表面形成一层保护膜。且加热时速度快、时间短，其中的水分、风味物质和营养素不易损失，可保持菜肴的鲜嫩。而淀粉和某些动物原料中含有的谷胱甘肽，在加热条件下放出硫氢基，起到保护维生素C的作用。

（八）熏、烤

熏、烤都是将加工处理或腌渍入味的原料，用明火、暗火或烟气等产生的热辐射和热空气进行加热的技法的总称。如生熏带鱼、挂炉烤鸭等菜肴，将原料在以柴、炭为燃料的明火上烤制，原料受到高热空气作用，表面形成一层硬壳，内部浸出物流失较少。但因烤炉温度高，烤制时间长，导致脂肪和维生素C、维生素A、维生素E损失较大。烟熏食品虽然具有其特殊的风味，但是熏制后由于脂肪不完全燃烧、淀粉受热不完全分解，都容易产生一种普遍存在的致癌物（3，4-苯并芘）。

（九）蒸

蒸是以水蒸气作为传热媒介，利用高热将原料蒸熟，温度在100℃以上。因为原料与水蒸气处于基本密闭的锅中，成菜原汁原味、原形原样、柔软鲜嫩，所以菜肴中的浸出物及风味物质损失较少，营养素保存率高，且容易消化。清蒸武昌鱼、小笼蒸牛肉等就是典型的例子。但对于蔬菜而言，长时间蒸制易破坏维生素C，因而宜采用粉蒸的方式成菜。

四、风味因素

食物作为一种刺激物，能刺激人体的多种感觉器官产生各种感官反应（表5-1），这些感觉的综合效应就是人们认为的"风味"。具有良好或独特风味的食物，会使人们在感官上得到真正的愉悦，并直接影响人们对营养素的消化吸收，人们得到了身心满足，就会更加喜爱和留恋这些风味。

表5-1　食物产生的感官反应及分类

刺激物	感官反应	分类
食物	味觉（甜、苦、酸、咸等）	化学感觉
	嗅觉（香、臭、异味等）	
	触觉（硬、软、黏、热、冷、脆等）	物理感觉
	运动感觉（滑、干等）	
	视觉（色、形、量等）	心理感觉
	听觉（菜肴声、环境声、服务声等）	

五、进餐环境因素

进餐环境的卫生与人的精神情绪有着密切的关系，可引起良好或不好的就餐情绪，可增进或降低人们食欲，可影响食物的消化吸收利用。良好的卫生状况是适宜进餐环境的基础，随着人们生活质量、文化修养的提高，医学、卫生知识的普及，人们对饮食卫生要求越来越高。

进餐环境的色彩和光照对人们的情感有极大的影响作用，可使人感到愉快、恬静、兴奋，也可以使人感到沮丧、恐惧、悲哀、冷漠。不同的就餐气氛，如喜庆或幽雅或浪漫等，还对人的食欲有重要影响，研究发现光照强弱和不同色彩对人的心理会产生不同的效果。一般来说，暖色如桃红色、金黄色、淡咖啡色、奶油色更能引起人们食欲。

进餐环境播放适宜的音乐可使就餐者保持大脑皮质的兴奋，使人们在轻松、愉悦的情趣下就餐，有利于消化腺的分泌，促进消化吸收。

进餐环境的装饰与布置是否合适合宜，也直接会影响人们的食欲和消化，研究发现创造一个温馨、优美、清幽、宁静、怡情悦性的进餐环境可以消除人们的紧张疲劳，释放压力，从而轻松愉悦就餐。

任务3 分析营养素损失途径及影响因素

一、流失

在某些物理因素如日光、腌渍、淘洗等作用下，食物容易失去其完整性，营养素也随之通过蒸发、渗出或溶解等途径流失浪费。

（一）蒸发

蒸发主要是通过日晒或热空气的作用，使食物中的水分蒸发、脂肪外溢而干枯。环境温度越高，提供的热量就越多，水分蒸发就越快，水溶性营养素蒸发性也增大，最受影响的为维生素C。

（二）渗出

渗出是指由于食物的完整性受到损伤，或人工加入食盐，改变了食物内部的渗透压，使其水分渗出，水溶性营养素也随之外溢，从而使某些营养素流失或损失。如食物原料腌制、调味、浸泡、搅拌等方式下容易渗出。低温冷冻，会使某些原料冻坏、变软，也容易导致营养素渗出。

（三）溶解

溶解是指食物原料在进行洗切加工、调配烹制时，由于不科学的切洗、搓洗、漂洗、涨发等，使水溶性营养素如水溶性蛋白、水溶性维生素、矿物质等容易溶解于水中或汤汁中流失。例如淘米、清洗蔬果、涨发干货、漂洗肉类及煮、炖、煨制菜肴，若方法不当，水溶性营养素都容易流失。

二、破坏

因受物理、化学或生物因素的作用，营养素分解氧化等，失去了对人体的生理功能。引起营养素破坏的因素有很多，如霉变、腐烂、生芽、高温、加碱、长时间烹调等。

（一）长时间高温

长时间高温烹调食物，如油炸、油煎、熏烤、炖熬，由于原料受热面积大，时间长，温度高，会发生复杂的结构变化，不仅营养素遭受破坏，而且产生了有毒害致癌物质。研究表明高温短时间加热比低温长时间加热营养素损失少，所以合理掌握火候与烹调时间非常重要。

（二）氧化光照

富含维生素的蔬菜和水果原料被切成片、条、丝、丁等小型形状时，营养素通过刀的切口与空气中的氧气接触增多，被氧化破坏的程度也增高，若放置时间又长，营养素尤其是维生素C氧化损失更大。油脂和维生素等营养素对光照特别敏感，容易引起变色、褪色、变味、营养破坏等现象。因此，食物原料应避光贮藏于低温或阴凉处。

（三）化学因素

大部分维生素在碱性条件下不稳定，制作食物时加碱能造成维生素C和部分B族维生素大量损失；有些原料中含有一些抗营养因子，若配菜不当，将含鞣酸、草酸、植酸多的原料和含蛋白质、钙质高的原料合烹，就会形成鞣酸蛋白、草酸钙、植酸钙等难溶不易消化的物质，成为体内结石诱因。另外，有些金属离子可加速维生素C的破坏，所以铁锅、铜锅、铝锅尽量不使用。

项目二
科学烹饪与营养最大化

任务1　三大产能营养素的理化性质及应用

一、蛋白质物理性质及应用

（一）吸水与持水性

蛋白质的吸水性是指蛋白质分子吸取水分的能力，可由蛋白质在一定湿度环境中达到水分平衡时的水分含量来反映。不同的蛋白质有不同的吸水性，如麦谷蛋白质约为69%，麦角蛋白质约为45%，一般球蛋白质约为16.7%～23.1%。

蛋白质的持水性是指蛋白质保持水分的能力，可由离心分离后的蛋白质中残留的水分含量来表示，反映的是蛋白质中结合水和半结合水的多少。

在决定菜点口感方面，蛋白质的持水性比吸水性显得更为重要，尤其是肉制品，即使加热也可以保持柔嫩的口感和良好的风味，因此烹调含蛋白质丰富的食物，要获得柔嫩的口感，必须采取适当的措施提高或保持蛋白质的持水性。

（二）溶胀与膨润性

蛋白质的溶胀与膨润性是指蛋白质处于相对分子量比它小的溶液时，小分子物质进入高分子蛋白质，导致蛋白质体积胀大到原来的数倍或数十倍，赋予蛋白质不同程度的强度和黏性。这种性易受到溶液分子大小、溶液pH、溶液温度、溶胀时间、环境因素等的影响。研究表明溶液分子越大、溶液pH过高、溶液温度较高、溶胀时间越长，都有可能使部分蛋白质分子扩散到溶液中被溶解，这样不仅达不到溶胀工艺要求，而且也降低了溶胀后原料蛋白质营养价值。因此，在涨发墨鱼、海参、蹄筋、菌菇等干货原料时，科学浸泡很重要。

（三）胶黏与结合性

蛋白质胶黏与结合性是指蛋白质在机械外力作用下容易形成胶黏性溶液，可以结合自身或淀粉类物质的现象。如动物肉类中的蛋白质存在肌细胞中，经刀工处理后肌细胞遭到破坏，加盐搅拌形成胶黏性溶液，可以把碎肉或淀粉类物质粘凝在一起，烹调出不同状态的食物如肉丸、鱼丸、肉饼、肉馅等。

（四）起泡性

蛋白质的起泡性是指含蛋白质丰富的原料在充分搅拌下，空气混入蛋白质溶胶中形成泡沫的现象。可溶性蛋白质都有一定的起泡性，其中以蛋清蛋白起泡性较强，在烹饪中应用广泛，如制作蛋糕、泡芙等松软的食物。

二、蛋白质的化学性质及应用

（一）蛋白质变性

蛋白质变性是指在某些外界因素作用下，蛋白质原有的特定构象发生变化，原来在分子内部的一些极性基团暴露到分子表面，引起蛋白质物化性质变化的现象。引起蛋白质变性的因素有温度、酸碱、有机溶剂、紫外线照射、机械刺激等。

1. 受热变性

蛋白质受热变性是蛋白质在烹调加工过程中最常见的变性现象。烹饪原料中的蛋白质受热变性温度从45～50℃开始，随着温度的升高，变性的速度加快，当温度升至80～120℃时，一些保持蛋白质空间构象的氢键等次级键发生断裂，破坏了肽链分子间的特定排序，原来一些在蛋白质内部的非极性基团暴露在蛋白质表面，降低了蛋白质的溶解度，促进蛋白质之间或蛋白质与其他物质的结合，发生凝结、沉淀。受热变性后的肉类蛋白质持水性减弱，蛋白质食物体积缩小，迅速凝结，口感变老变硬，颜色变成灰白色。例如在炒肉、油炸鱼肉、打肉汤、调制面团等烹调中常见这种变性。

2. 酸碱变性

蛋白质酸碱变性是蛋白质在超过适宜的pH范围内发生的化学变化。蛋白质溶液pH的改变导致多肽链中某些基团的解离程度发生改变，由此破坏了维持蛋白质分子空间构象所必需的静电作用而形成新的分子构象，但蛋白质一级结构不变。烹调中常用的酸碱变性剂有醋酸、柠檬酸、烧碱、小苏打。例如做蚝油牛肉时，在切好的牛肉上撒上少许小苏打抓匀静置再烹，做炸牛排时先加碱后存放冰箱一周再炸，两者的牛肉都发生了碱变性，从而保水性好，肉质柔嫩。

3. 其他变性

空气中的氧气、紫外线、机械刺激、溶液渗透压、有机溶剂、重金属等作用也可使蛋白质发生变性。这些因素可使蛋白质分子变得松散，从有规则的紧密结构变成开链的无规则的排列形式，如筷子搅鸡蛋起泡，制作醉腌虾蟹、豆浆点卤变豆腐等就是利用这些变性。

（二）蛋白质水解

凝固变性的蛋白质若在水中继续加热，将有一部分逐渐水解，生成蛋白胨、缩氨酸、肽等中间产物，这些肽类物质进一步水解成各种氨基酸。肉类结缔组织中的胶原蛋白和弹性蛋白在烹饪水解中，弹性蛋白在化学上几乎不变化，而胶原蛋白被水解成结构简单容易消化的可溶性明胶，这种明胶冷却又可凝固成富有弹性的凝胶。制作肉汤、焖牛肉、肉皮冻、蹄筋等美食就是利用蛋白质水解。

（三）高温加热对氨基酸影响

蛋白质加热后会变性、凝固或水解，有利于消化吸收，还可使有害蛋白质失去活性，提高食物蛋白质的安全性和营养价值。但是如果加热温度过高时间较长，会进一步使氨基酸结构发生变化。高温加热下，各种氨基酸不同程度的热分解和被氧化，或形成很难被蛋白质消化酶水解的酰胺键，在有碳水化合物存在情况下，还会发生褐变反应，这些变化都会大大降低蛋白质营养价值。

三、油脂物理性质及应用

（一）热容量小，传热快

油脂是脂类重要的组成部分，由于热容量较小，在烹饪加热过程中，油脂不仅油温上升快，而且上升幅度比较大，沸点又较高，能很快达到高温，若停止加热或减少火力，其温度下降也迅速，在烹饪中便于随火候调节。油脂的快速升温，可使烹饪原料短时间获取大量热量并能均匀传递，使菜肴迅速变熟，又能短时间灭菌消毒。油脂作为烹饪中广泛使用的传热介质，不仅保持原料爽脆鲜嫩的本色，而且更好保护营养素的不流失不破坏。

（二）起酥润滑

油脂的起酥润滑作用主要应用于面点制作中。面团调制时只用油不用水，面粉颗粒被油脂包围，面粉中的蛋白质和淀粉无法吸收水分而发生变化，从而使面团成为酥性结构，油脂又有润滑性，使面团变得十分柔软，这样面团经烘烤就变成了油酥点心。用可塑性好的起酥油脂（固体脂肪）调制的面团还有较好的延展性，烘烤后的制品在质地、体积和口感方面都比较理想。

（三）呈香、赋色、保色

油脂是芳香物质的溶剂，脂肪酸又具有对疏水性香味物质的亲和能力，因此，油脂可以将加热形成的芳香物质由挥发性的游离态转变成结合态，使菜点的香气和味道变得更加柔和协调。如葱烧海参、芫爆里脊、辣子鸡丁等都突出了调料的芳香。不同类油脂有不同颜色，油脂又能为烹饪中发生的两个呈色反应（焦糖化和美拉德反应）提供优越条件，使呈色物质更好形成，同时油脂具有一定黏稠性，能在菜肴表面形成一种油膜，而油膜的致密性和疏水性较好，阻止或减弱了菜肴表面的呈色物质氧化变色或流失，从而起到赋色保色作用。

四、油脂化学性质及应用

（一）生香去异味

脂类中的油脂在热、酸、碱、酶的作用下都可发生水解反应。当烹饪中采用油脂作为传热介质，又加水、料酒、醋等调味品时，油脂在这样的环境下，就会逐步发生水解，水解出来的脂肪酸、醋酸就会同酒精中乙醇发生酯化反应，生成具有芳香气味的酯类物质，散发出诱人的菜香，同时把菜肴中的异味去除。鱼香、肉香就这样生成了。

（二）老化、热氧化

油脂在高温烹调中如油炸，很容易发生热氧化聚合反应，不仅使油脂增稠，还会使油脂起泡变色，金属烹饪器具能加剧这样的反应。这类变质的油脂若反复烹调，反复发生这样的有害反应，油脂就变得老化：色深、黏稠、起泡、发烟。老化后的油脂不能再作为烹调用油，因此，尽量避免油脂老化，科学用油。

油脂在加热达到其沸点之前就会发生分解作用，生成一些有强烈辛辣气味的丙烯醛，刺鼻催泪，令人难受。若继续加温到300℃以上，油脂迅速发生复杂的热分解聚合反应，不仅本身结构发生变化，而且生成有毒致癌类物质如己二烯环状单聚体、二聚体，3，4—苯并芘，并伴随大量油烟，令菜肴有烟气味。油脂中所含有的营养素如维生素A、维生素D都遭受破坏，营养价值大大降低。因此，在使用油脂作为传热介质时，尽量避免持续高温，预防有毒害作用的致癌物产生。

（三）油脂酸败

油脂或富含油脂的食物，在常温下易受空气中的氧气、日光、微生物及酶的作用下发生自动氧化产生酸臭和口味变苦涩的有毒物质，这样酸败的油脂不仅没有营养价值，而且会给人体健康带来危害，给菜肴带来难闻哈喇味。因此，食用油要密封保藏在低温、避光、干燥、阴凉处为宜，酸败的油脂尽量不要再使用。

五、淀粉的糊化和老化及应用

淀粉是粮食中含量最多的成分，又是烹饪中上浆、挂糊、勾芡的主要原料，还是制作凉粉、粉丝、粉皮的原料。淀粉是由葡萄糖分子聚合而成的，不溶于冷水，也不溶于热水，但会吸水膨胀。淀粉置于水中加热至水温60℃以上时，膨胀后的淀粉会大量溶于水，成为黏度很高的溶胶，这就是淀粉的糊化。糊化后的淀粉，更可口，更有利于消化吸收，常用于米饭、米粥、米糊、肉糜、鱼蓉、上浆、挂糊、勾芡、凝胶等制作，使食物鲜嫩、饱满、凝固、晶莹透亮、略带甜味。

糊化后的直链淀粉在室温或低温下长时间放置，会变成晶化程度不高的淀粉，这是淀粉的老化。老化后的直链淀粉非常稳定，即使再加热、加压也很难再溶解。利用这种变化可以制作粉丝、粉条、粉皮或用于肥胖者、高血压、糖尿病等特殊人群的耐消化膳食。

六、蔗糖的溶解和糖色应用

蔗糖的甜度强且易溶于水，溶解度随温度的升高而增加，若添加氯化钠、氯化钾，溶解度更高。把溶于热水的蔗糖继续加热蒸发其水分，就会形成晶莹光亮的糖芡。利用这种现象，若把饱和的蔗糖溶液快速加热去除水分又快速冷却，就可在食物表面形成挂霜，不仅松脆、甜香，而且外观洁白如霜，大大改善食物的口感、质感和观感。

蔗糖本是无色晶体，在加热到150～185℃时，可熔化成一种色泽金黄、比较黏稠的熔化物。利用这种糖色反应，可以改善食物色泽、口味、气味，多用于红烧、烧烤、焖煨、腌腊菜式的制作。麦芽糖（饴糖）有类似蔗糖的性质，因此两者都是烹饪中较好的上色糖浆。

任务2　科学烹饪的有效措施

一、科学选择和合理搭配食物原料

科学选择和合理搭配食物原料是科学烹饪的头等重任，不仅要满足平衡膳食的要求，又能促进人们的食欲，还注意补偿由于烹调方式所造成的营养损失。

首先，食物原料要多样化，才能满足人体的各种营养需要。在科学选择和合理搭配食物原料时，应按照每种原料所含有的营养素种类和数量进行，使各种烹饪原料在营养素的种类和含量上取长补短，互相调剂。比如新鲜蔬果豆类及豆制品是应尽量多选用的原料，因为蔬果中含有丰富的维生素C、维生素A、矿物质，还有大量膳食纤维和果胶，而豆类及豆制品富含丰富的优质豆蛋白、维生素B_1、维生素B_2、钙、镁、卵磷脂和必需脂肪酸。很多营养素是动物性原料不足的，多样化搭配就能使食物营养素更齐全。

其次，食物营养素组成要有合理的比例，保持各种营养素之间的平衡。主要表现在四点：①三种热能营养素（蛋白质、脂类、碳水化合物）比例要平衡。②热能消耗量与维生素B_1、维生素B_2、烟酸之间要平衡。③饱和脂肪酸、多不饱和脂肪酸、单不饱和脂肪酸比例最好为1:1:1。④酸性原料（分解代谢后多为氯、硫、磷等元素构成的酸性离子）和碱性原料（分解代谢后多为钾、钠、钙、镁等元素构成的碱性离子）要平衡。

最后，加强补充容易损失的营养素和避免有毒致癌物质产生，使食物不因外界因素影响而营养素不平衡，不健康。需要加大供给量的营养素比如维生素C、维生素B_1、维生素B_2等，食物中尽量不要出现亚硝酸盐、苯并芘等危害健康的物质。

二、选择合理的烹调方法

科学烹饪离不开合理的烹调方法。这些方法能尽量使原料的营养素不被破坏流失，不产生有毒致癌物质，并能促进食欲，各种营养素还容易被人体消化吸收。要选择合理的烹调方法，一方面要根据原料的营养特点来选择。每种食物原料在营养素的种类和含量上有一定特点，比如鲥鱼肉质鲜嫩水分多，富含不饱和脂肪酸，若采用油炸的方法，鲥鱼的水分蒸发，鲜嫩口感全无，不饱和脂肪酸发生深刻变化会产生有害物质。但是若采用蒸的方法，鲥鱼肉质细嫩、爽口、营养价值高。

另一方面要根据人群的生理特点和健康状况来选择。对老年人来说，可选择清蒸、炖煮等方法，这样烹调出来的食物清淡、酥烂、水分多，适合老年人口腔咀嚼功能下降、唾液分泌减少及消化吸收功能减退等生理特点；对不同健康状况的人群更应注意烹调方法的选择，比如肝脏疾病患者应选择使食物清淡、易消化的烹调方法，若选择油炸等较硬的食物，则可能会使食道静脉破裂，引起消化道大出血。

三、减少烹饪中营养素损失与破坏

（一）合理的初加工

各种食物原料在烹饪前都要清洗，能减少微生物、除去寄生虫卵、残留农药和泥沙杂物，有利于食物的卫生。对于没有污染的粮食原料，尽量减少淘洗次数，一般2～3次为宜，不要用流水冲洗，热水淘洗或反复搓洗。对于各种副食原料，切配前清洗干净，不要切了再洗，这样可以大大减少水溶性营养素的流失。

（二）科学切配

食物原料切块要稍大，若切得过碎，则原料中易氧化的营养素损失的更多。如蔬菜切得过碎，很多细胞膜被破坏，增加了与水、空气、温度的接触面积，从而加速了营养素的氧化破坏。切成片、条、丝、块后不要再清洗，不要浸泡，不要长时间腌制，不要长时间放置。应现切现烹，现做现吃，减少营养素的破坏。

（三）焯水（飞水）

有时为了除去食物原料的异味、辛辣味、苦涩味、抗营养因子或增加食物色香味形，或调整各种原料的烹调变熟时间，一般会采用焯水处理，操作时，一定要大火水沸，原料在沸水中打个滚就要捞出来。水烫动物性原料也是如此。既可以保护原料色泽鲜艳，又可以尽量减少营养素的损失。

（四）上浆、挂糊、勾芡

上浆、挂糊是将经过刀工处理的原料表面裹上一层黏性的浆糊（蛋清、淀粉），经过加热后，蛋清受热直接胶凝，淀粉糊化后胶凝，因而，形成一层有一定强度的保护膜。上浆、挂糊可以改变原料的形态，保护原料的水分和鲜味不外溢，使原料不直接和高温接触，油也不容易进入，这样蛋白质不会过度变性，维生素不会流失或被破坏，原料本身也不会变形，这样烹制出的食物色泽好，味道鲜嫩，营养素保存多，且容易消化吸收。

勾芡是在食物即将出锅前，将已经提前调好的水淀粉淋入锅中，使食物中的汤汁达到一定的稠度，增加汤汁对原料的附着力，既保护了营养素又美味可口，特别是淀粉中含有的谷胱甘肽可以保护维生素C。

（五）适当加醋、适时加盐

很多维生素在碱性条件下容易被破坏，而在酸性环境比较稳定，凉拌蔬菜可适当加醋，动物性原料烹调时也可加醋，促使原料中的钙游离出来，利于人体吸收，加醋还有利于改进菜肴的感官性状，增加风味。

食盐能使汤汁具有较高的渗透压，使细胞内水分大量渗出，原料发生皱缩发紧，这样食盐又不容易渗入内部。因此，对于一些富含蛋白质又质地老的原料，不宜过早放盐，而在调制肉馅肉末时，需要先放盐使肉馅肉末黏度大，成团不散，质地松软鲜嫩。

（六）酵母发酵

在面团中引进酵母发酵，能使面团变得蓬松柔软，因为在酵母发酵中，淀粉在淀粉酶的作用下水解成麦芽糖，酵母本身也可以分泌麦芽糖酶和蔗糖酶，可将麦芽糖和蔗糖水解成单糖。酵母发酵尽量采用鲜酵母发酵，不仅面团蓬松柔软效果好，而且营养素能更好保护被利用，还增加了B族维生素；减少老酵发酵，因为老酵需要加碱中和，而碱容易破坏面团中维生素。尽量少使用化学膨松剂如小苏打、发酵粉、盐碱矾结合剂等。

（七）旺火急炒

旺火急炒能使原料迅速成熟，据化学反应理论，温度每升高10℃，化学反应速度为原来的2~4倍，蛋白质在等电点附近时变性速度可达原来的600倍，所以，若烹饪原料没有设置保护层或不完整时，为减少小型原料或蔬果内营养素的流失或破坏，采取旺火急炒是非常有效的手段之一。

职业能力训练

烹饪营养分析与提质创新研究范例

菜品"煎封罗非鱼"烹饪营养分析与提质创新研究

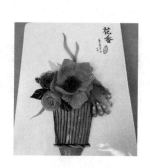

一、菜品简介

（一）名称：煎封罗非鱼

煎封罗非鱼是广东地区特色传统名菜。煎封，是粤菜煎法中的一种，又称煎碰，多用于烹制肉厚的鱼类。用上汤、噏汁、盐、白糖、酱油等拌成煎封汁，其烹饪工艺主要是将鱼煎至金黄色，加料头和煎封汁，上盖，焖熟，勾芡。

（二）主料营养价值

罗非鱼：富含优质蛋白，必需氨基酸丰富，谷氨酸、赖氨酸含量较多，含有多种不饱和脂肪酸，含有丰富的钙、铁、锌和B族维生素等微量元素。

（三）配料营养价值

无配料。

二、扫描二维码观看"煎封罗非鱼"制作视频

扫描二维码获取

要求：一边观看，一边思考问题，并通过视频截图或视频截屏把菜品制作工艺操作细节截取下来，待用研究分析。

三、菜品烹饪营养分析

（一）提升菜品营养价值的烹饪表现

1. 主料鲜活，去鱼鳃去鱼鳞去不可食内脏

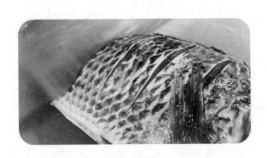

研究分析：鲜活的罗非鱼，保障主料营养价值最大限度保留，增加了菜品鲜味原味；把鱼鳃、鱼鳞、不可食的内脏去掉，减少细菌、寄生物、有害物等对菜品营养价值的破坏，从而提高菜品营养价值。

2. 用葱、姜、料酒、盐擦涂鱼身内外去鱼腥味

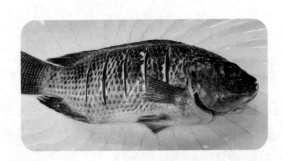

研究分析：一般鱼身上都有鱼腥味，不新鲜或死鱼的鱼腥味更多。鱼腥味的主要成分是三甲胺，由氧化三甲胺还原得来。葱姜油具有特殊芳香气味，可以营造较好气味；料酒、盐擦涂鱼身，尽可能减少鱼腥物质，增香增鲜，提升菜品营养价值。

3. 鱼身上抹上生粉，煎、炸成金黄色

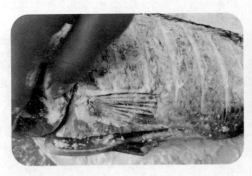
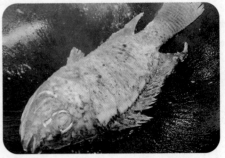

研究分析：生粉的主要成分是淀粉，增加能量型碳水化合物摄入，涂抹在鱼身上，经油煎、油炸，可以减少鱼腥气味、保护鱼肉不容易被煎、炸破坏，起到定型完整、金黄外表、生香增香、外脆里嫩双重口感的作用，大大提高菜品营养价值。

4. 用热油爆炒姜末、蒜蓉、辣椒粒

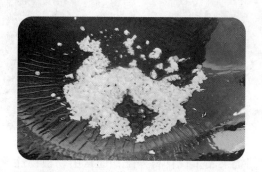

研究分析：用炸过鱼的剩油爆炒姜末、蒜蓉、辣椒粒可以提升菜品的香气味、鲜美味和食欲，从而提高菜品营养价值。

5. 煎封汁中加入芡汁，加入胡椒粉、香油

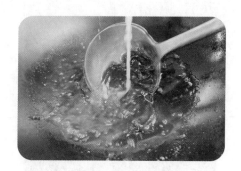

研究分析：由生粉加水调制的芡汁加入煎封汁可以使煎封汁更加浓郁锁味，又增加能量型碳水化合物摄入；加入胡椒粉、香油又可提香提味，从而提高菜品营养价值。

6. 浇淋煎封汁，撒上葱花、辣椒圈装饰

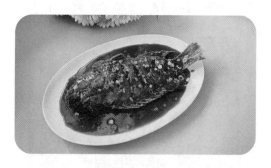

研究分析：均匀浇淋煎封汁上味造型；适量撒上绿色葱花、红色辣椒圈点缀增色，提高观感和食欲，从而提高菜品营养价值。

（二）降低菜品营养价值的烹饪表现

1. 有主料和调味料，没有配料

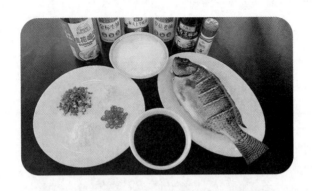

研究分析：一般中式传统菜品重视食材搭配，通常由动植物性原料按比例组合，增大菜品营养价值。菜品营养价值常以主料和配料营养来体现，由于调味料用量少，可以忽略其营养。本菜品缺乏配料，只有主料，菜品营养价值有限，还不能充分利用主料的营养。

2. 没有刮掉鱼腩处黑膜

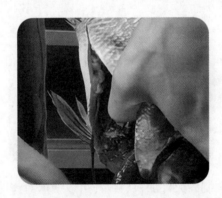

研究分析：大多数鱼腩处都有一层黑膜，含有组胺、二噁英等有害物质，经常食用会影响健康。清洗鱼体时，没有仔细刮掉黑膜，导致菜品味道变差、健康性和营养价值降低。

3. 由大量的喼汁、蚝油、酱油、盐、糖、味精调制煎封汁

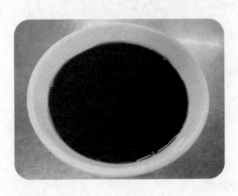

研究分析：本菜品的煎封汁由大量的噏汁、蚝油、酱油、盐、糖、味精调制而成，由于使用量大，没有比例控制，加上噏汁、蚝油、酱油、盐、鸡精含有较高钠，因此，本菜品隐形盐很高，味道厚重，不仅影响菜品味道，而且大量钠的摄入容易引发人体心血管疾病。

4. 大火多油煎炸罗非鱼，开大火烹煮煎封汁

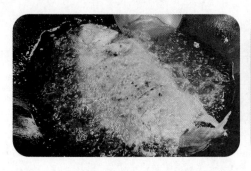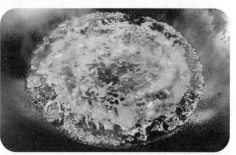

研究分析：本菜品的主料罗非鱼经过多油煎、炸，火候较大，食物内外会有较多煎炸油残留，热量高，容易上火，还可能存留有害物，会降低菜品营养价值。煎封汁中含大量噏汁、蚝油、酱油、盐、糖、味精，这些物质不耐热，高温烹煮下容易生成有害致癌物质，破坏菜品味道、色泽、气味等，从而降低菜品营养价值。

5. 大火烹煮勾芡的煎封汁过于浓稠、颜色深黑

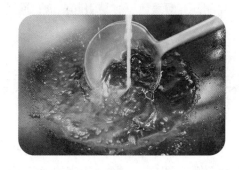

研究分析：芡汁主要成分是淀粉，淀粉适宜温度下可以糊化，但是温度过高、烹饪时间较长，淀粉也会焦化。本菜品大火烹煮勾芡的煎封汁，容易造成煎封汁进一步焦化、黏稠、菜色深黑，还可能菜味厚重偏苦，从而降低菜品营养价值。

四、创新的菜品烹饪措施

（一）科学选择和合理搭配配料

本菜品只有主料，没有配料。按照传统搭配习惯，动植物原料搭配使用，可以增大菜品营养价值。考虑到罗非鱼是动物性原料，需要被煎炸，容易上火，菜品颜色单调、营养素不多样等因素，选择合适的蔬菜类、豆制品类、菌菇类等进行搭配，如彩椒、青豆、北豆腐、金针菇、鸡胸肉等。

（二）科学选择和操作烹调技法

本菜品以煎封、炸、焖、熘为主要技法，建议用煎，减少炸。这些方法操作时要科学，注意火候调节，烹调时间，特别是高温煎鱼、炸鱼，大火调制煎封汁和勾芡，都需要控制好温度和烹调时间，减少有害物和致癌物产生。

（三）增加焯水、挂鸡蛋糊

为使罗非鱼的腥味去除，还可以增加焯水环节，减少油煎油炸时间。可以在干粉糊外再挂鸡蛋糊，鱼身颜色更金黄，外脆里嫩效果更好。

（四）科学选用调味料，营造健康风味

减少唛汁、蚝油、酱油、盐、鸡精使用量，加入适量天然香料，如五香粉；以高汤替代水调制煎封汁，营造健康的风味。

（五）尽量去除不可食的有害物质

鱼腩处的黑膜存在有害物质，清洗时尽量去除。鱼身上黏液也尽量清洗掉。

（六）丰富菜色、特色造型

通过配料的选择丰富菜品颜色，五颜六色更容易引起食欲；通过刀工、装盘塑造菜品造型。

训练1　菜品烹饪营养分析与提质创新研究

操作指引：①制作炸、炒、煎、蒸、炖、煮、烤、熏、汆9种签（如组多，可重复）。②以组为单位，各组抽签。③根据抽签的烹调技法，挑选相应的专业厨师制作的菜品视频（8分钟左右）。④课后各组认真观看菜品烹饪制作视频，并思考完成以下四方面的探究分析。⑤制作成PPT以备展示（要求紧密结合菜品实际烹饪过程，并有视频截图或截屏）。

一、菜品简介

二、菜品烹饪营养分析

（一）提升菜品营养价值的烹饪表现

（二）降低菜品营养价值的烹饪表现

三、创新的菜品烹饪措施

训练2　菜品研究结果展示

操作指引：①各组抽签，以组为单位展示训练1的结果，要求每位组员参与讲解，并参与打分评价，各组参与提问。②讲解流程（20分钟左右）：简要介绍—视频播放—打开PPT阐述—回答提问—师生打分评价—师生点评。

其他组所提问题

职业能力初步评价（100分）

一、师生打分评价

	语言清晰 （10分）	表达自信 （10分）	准备充分 （25分）	专业创新 （30分）	应变力强 （15分）	思维清晰 （10分）	总分
第一组							
第二组							
第三组							
第四组							
第五组							
第六组							
第七组							
第八组							
第九组							

二、师生点评记录

学习检测

扫描二维码获取

模块拓展

一、案例分析

　　某男，48岁，身高176cm，体重80kg，公司经理，近期常出现头晕、头痛，经检查，空腹血糖正常，血压160mmHg/100mmHg，血胆固醇61mmol/L（参考值2.4~5.7mmol/L），计算全日所需能量并指出饮食要点。请回答：

　　1. 计算该患者体质指数（BMI）并评价其营养状况。

　　2. 该患者饮食治疗原则是什么？

　　3. 作为一个营养师，如何指导病人选择食物，即哪些食物可以吃？哪些食物要少吃？（各举出3~5种）

　　4. 哪些是含胆固醇高的食物？（举出2种食物即可）

　　5. 如何选择合适的烹调方法？

二、创新菜品制作视频欣赏

扫描二维码观看麒麟鲈鱼和园林香液鸡的制作。

麒麟鲈鱼

园林香液鸡

附录

一、中国居民膳食营养素参考摄入量（2013版）

年龄/岁	能量				蛋白质		脂肪
	MJ/d		kcal/d		g/d		占能量百分比/%
	男	女	男	女	男	女	
0 ~	0.38MJ/（kg·d）		90kcal/（kg·d）				45 ~ 50
0.5 ~	0.33MJ/（kg·d）		80kcal/（kg·d）		20	20	35 ~ 40
1 ~	3.77	3.35	900	800	25	25	
2 ~	4.60	4.18	1100	1000	25	25	30 ~ 35
3 ~	5.23	5.02	1250	1200	30	30	
4 ~	5.44	5.23	1300	1250	30	30	
5 ~	5.86	5.44	1400	1300	30	30	
6 ~	6.69	6.07	1600	1450	35	35	
7 ~	7.11	6.49	1700	1550	40	40	25 ~ 30
8 ~	7.74	7.11	1850	1700	40	40	
9 ~	8.37	7.53	2000	1800	45	45	
10 ~	8.58	7.95	2050	1900	50	50	
11 ~	9.83	8.58	2350	2050	60	55	
14 ~	11.92	9.62	2850	2300	75	60	25 ~ 30
18 ~							20 ~ 30

续表

年龄/岁	能量				蛋白质		脂肪
	MJ/d		kcal/d		g/d		占能量百分比/%
	男	女	男	女	男	女	
身体活动水平							
轻	9.41	7.53	2250	1800	65	55	
中	10.88	8.79	2600	2100	65	55	
重	12.55	10.04	3000	2400	65	55	
孕妇							
早		+0		+0		+0	
中		+1.26		+300		+15	
晚		+1.88		+450		+30	
乳母		+2.09		+500		+25	
50~							20~30
身体活动水平							
轻	8.79	7.32	2100	1750	65	55	
中	10.25	8.58	2450	2050	65	55	
重	11.72	9.83	2800	2350	65	55	
65~							20~30
身体活动水平							
轻	8.58	7.11	2050	1700	65	55	
中	9.83	8.16	2350	1950	65	55	
80~							20~30
身体活动水平							
轻	7.95	6.28	1900	1500	65	55	
中	9.20	7.32	2200	1750	65	55	

二、常见食物血糖生成指数（GI>70高；GI<55低；55≤GI≤70中）

食物类别与名称	GI	食物类别与名称	GI
糖类		糖类	
葡萄糖	100.0	绵白糖	84.0
蔗糖	65.0	果糖	23.0
乳糖	46.0	麦芽糖	105.0
蜂蜜	73.0	胶质软糖	80.0
巧克力	49.0		
谷类及制品		谷类及制品	
*小麦（整粒，煮）	41.0	*粗麦粉（蒸）	65.0
面条（小麦粉）	81.6	*面条（强化蛋白质，细，煮）	27.0
*面条（全麦粉，细）	37.0	*面条（白，细，煮）	41.0
*面条（硬质小麦粉，细，煮）	55.0	*线面条（实心，细）	35.0
*通心面（管状，粗）	45.0	面条（小麦粉，硬扁，粗）	46.0
面条（硬质小麦粉，加鸡蛋，粗）	49.0	面条（硬质小麦粉，细）	55.0
馒头（富强粉）	88.0	玉米（甜，煮）	55.0
烙饼	80.0	玉米面（甜粉，煮）	68.0
油条	75.0	玉米面粥	50.0
大米粥	69.0	玉米糁粥	51.0
大米饭	90.0	玉米片（市售）	79.0
*黏米饭（含直链淀粉高，煮）	50.0	玉米片（高纤维市售）	74.0
*黏米饭（含直链淀粉低，煮）	88.0	小米（煮）	71.0
糙米（煮）	78.0	小米粥	60.0
稻麸	19.0	米饼	82.0

续表

食物类别与名称	GI	食物类别与名称	GI
谷类及制品		谷类及制品	
糯米饭	87.0	荞麦（黄）	54.0
大米糯米粥	65.0	荞麦面条	59.0
黑米粥	42.0	荞麦面馒头	67.0
大麦（整粒，煮）	25.0	燕麦麸	55.0
大麦粉	66.0	黑麦（整粒，煮）	34.0
薯类、淀粉及制品		薯类、淀粉及制品	
马铃薯	62.0	马铃薯粉条	13.6
马铃薯（煮）	66.0	甘薯[山芋]	54.0
*马铃薯（烤）	60.0	甘薯（红，煮）	77.0
*马铃薯（蒸）	65.0	藕粉	33.0
*马铃薯（用微波炉烤）	82.0	苕粉	35.0
*马铃薯（烧烤，无油脂）	85.0	粉丝汤（豌豆）	32.0
*马铃薯泥	87.0		
豆类及制品		豆类及制品	
黄豆（浸泡，煮）	18.0	豆腐（炖）	32.0
黄豆（罐头）	14.0	豆腐（冻）	22.0
黄豆挂面	67.0	豆腐干	24.0
绿豆	27.0	扁豆	38.0
绿豆挂面	33.0	扁豆（红，小）	26.0
蚕豆（五香）	17.0	扁豆（绿，小）	30.0
*扁豆（绿，小，罐头）	52.0	*利马豆（加5g蔗糖）	30.0
*小扁豆汤（罐头）	44.0	*利马豆（加10g蔗糖）	31.0
*利马豆（棉豆）	31.0	*利马豆（嫩，冷冻）	32.0

续表

食物类别与名称	GI	食物类别与名称	GI
豆类及制品		豆类及制品	
鹰嘴豆	33.0	黑马诺豆	46.0
*鹰嘴豆（罐头）	42.0	黑豆汤	46.0
*咖喱鹰嘴豆（罐头）	41.0	四季豆	27.0
*青刀豆	39.0	四季豆（高压处理）	34.0
青刀豆（罐头）	45.0	*四季豆（罐头）	52.0
*豌豆	42.0		
蔬菜类		蔬菜类	
*甜菜	64.0	山药[薯蓣]	51.0
胡萝卜[金笋]	71.0	雪魔芋	17.0
南瓜[倭瓜，番瓜]	75.0	芋头（蒸）[芋艿，毛芋]	48.0
麝香瓜	65.0		
水果类及制品		水果类及制品	
苹果	36.0	樱桃	22.0
梨	36.0	葡萄	43.0
桃	28.0	葡萄干	64.0
桃（罐头，含果汁）	30.0	葡萄（淡黄色，小，无核）	56.0
*桃（罐头，含糖浓度低）	52.0	猕猴桃	52.0
*桃（罐头，含糖浓度高）	58.0	柑	43.0
杏干	31.0	*柚	25.0
杏（罐头，含淡味果汁）	64.0	*巴婆果	58.0
李子	24.0	*菠萝	66.0
*芒果	55.0	香蕉（生）	30.0
*芭蕉（干蕉，板蕉）	53.0	西瓜	72.0
香蕉	52.0		
种子类		种子类	
*花生	14.0	腰果	25.0

续表

食物类别与名称	GI	食物类别与名称	GI
乳及乳制品		乳及乳制品	
牛奶	27.6	牛奶（加人工甜味剂和巧克力）	24.0
牛奶（加糖和巧克力）	34.0	脱脂牛奶	32.0
全脂牛奶	27.0	低脂奶粉	11.9
降糖奶粉	26.0	*酸乳酪（普通）	36.0
老年奶粉	40.0	*酸乳酪（低脂）	33.0
克糖奶粉	47.6	*酸乳酪（低脂，加人工甜味剂）	14.0
酸奶（加糖）	48.0		
速食食品		速食食品	
大米（即食，煮1min）	46.0	面包（全麦粉）	69.0
大米（即食，煮6min）	87.0	*面包（粗面粉）	64.0
小麦片	69.0	*面包（黑麦粉）	65.0
燕麦片（混合）	83.0	*面包（小麦粉，高纤维）	68.0
荞麦方便面	53.0	*面包（小麦粉，去面筋）	70.0
即食羹	69.0	面包（小麦粉，含水果干）	47.0
营养饼	66.0	*面包（50%~80%碎小麦粒）	52.0
*全麦维（家乐氏）	42.0	*面包（75%~80%大麦粒）	34.0
可可米（家乐氏）	77.0	面包（50%大麦粒）	46.0
朴朴米（家乐氏）	88.0	面包（80%~100%大麦粉）	66.0
比萨饼（含乳酪）	60.0	面包（黑麦粒）	50.0
汉堡包	61.0	面包（45%~50%燕麦麸）	47.0
白面包	87.9	高纤维黑麦薄脆饼干	65.0
面包（80%燕麦粒）	65.0	竹芋粉饼干	66.0
面包（混合谷物）	45.0	小麦饼干	70.0
新月形面包	67.0	苏打饼干	72.0

续表

食物类别与名称	GI	食物类别与名称	GI
速食食品		速食食品	
棍子面包	90.0	格雷厄姆华饼干	74.0
燕麦粗粉饼干	55.0	华夫饼干	76.0
油酥脆饼干	64.0	达能闲趣饼干	47.1
香草华夫饼干	77.0	牛奶香脆饼干（达能）	39.0
膨化薄脆饼干	81.0	酥皮糕点	59.0
爆玉米花	55.0	马铃薯片（油炸）	60.3
饮料类		饮料类	
苹果汁	41.0	橘子汁	57.0
水蜜桃汁	33.0	可乐饮料	40.0
巴梨汁（罐头）	44.0	芬达软饮料	68.0
菠萝汁（不加糖）	46.0	冰激凌	61.0
柚子果汁（不加糖）	48.0	冰激凌（低脂）	50.0
混合膳食及其他		混合膳食及其他	
馒头+芹菜炒鸡蛋	49.0	米饭+炒蒜苗	57.9
馒头+酱牛肉	49.0	米饭+蒜苗炒鸡蛋	68.0
馒头+黄油	68.0	米饭+红烧猪肉	73.0
饼+鸡蛋炒黑木耳	48.0	玉米粉加人造黄油（煮）	69.0
饺子（三鲜）	28.0	猪肉炖粉条	16.7
包子（芹菜猪肉）	39.0	番茄汤	38.0
硬质小麦粉肉馅馄饨	39.0	二和面窝头（玉米面+面粉）	64.9
牛肉面	89.0	牛奶蛋糊（牛奶+淀粉+糖）	43.0
米饭+鱼	37.0	黑五类粉	58.0
米饭+芹菜炒猪肉	57.0		

三、中国食物成分表：标准版（部分摘录）

谷类及制品

食物名称	食部/%	能量/kcal	蛋白质/g	脂肪/g	碳水化合物/g	不溶性膳食纤维/g	胆固醇/mg	维生素A/μg RE	胡萝卜素/μg	硫胺素/mg	核黄素/mg	维生素C/mg	维生素E/mg	钙/mg	铁/mg	锌/mg	硒/mg
小麦粉（标准粉）	100	362	15.7	2.5	70.9	—	0	0	0	0.46	0.05	0	0.32	31	0.6	0.2	7.42
小麦粉（富强粉、特一粉）	100	351	10.3	1.1	75.2	0.6	0	0	0	0.17	0.06	0	0.73	27	2.7	0.97	6.88
挂面（标准粉）	100	348	10.1	0.7	76.0	1.6	0	—	—	0.19	0.04	0	1.11	14	3.5	1.22	9.90
挂面（富强粉）	100	363	13.0	1.5	74.7	—	0	0	0	0.13	0.04	0	Tr	21	1.0	0.08	3.46
烙饼（标准粉）	100	258	7.5	2.3	52.9	1.9	—	—	—	0.02	0.04	0	1.03	20	2.4	0.94	7.50
馒头（标准粉）	100	236	7.8	1.0	49.8	1.5	0	—	—	0.05	0.07	0	0.86	18	1.9	1.01	9.70
油条	100	388	6.9	17.6	51.0	0.9	—	—	—	0.01	0.07	0	3.19	6	1.0	0.75	8.60
稻米	100	346	7.9	0.9	77.2	0.6	0	0	0	0.15	0.04	0	0.43	8	1.1	1.54	2.83
黑米	100	341	9.4	2.5	72.2	3.9	—	—	—	0.33	0.13	0	0.22	12	1.6	3.80	3.20
糯米	100	350	7.3	1.0	78.3	0.8	0	0	0	0.11	0.04	0	1.29	26	1.4	1.54	2.71
籼米饭	100	117	3.0	0.4	26.4	0.4	0	0	0	0.01	0.01	0	Tr	6	0.1	0.14	1.13

续表

食物名称	食部/%	能量/kcal	蛋白质/g	脂肪/g	碳水化合物/g	不溶性膳食纤维/g	胆固醇/mg	维生素A/μg RE	胡萝卜素/μg	硫胺素/mg	核黄素/mg	维生素C/mg	维生素E/mg	钙/mg	铁/mg	锌/mg	硒/mg
谷类及制品																	
玉米（黄，干）	100	348	8.7	3.8	73.0	6.4	0	8	100	0.21	0.13	0	3.89	14	2.4	1.70	3.52
小米	100	361	9.0	3.1	75.1	1.6	0	8	100	0.33	0.10	0	3.63	41	5.1	1.87	4.74
莜麦面	100	391	13.7	8.6	67.7	—	0	—	—	0.20	0.09	0	0.39	40	3.8	2.18	2.9
薯类、淀粉及制品																	
马铃薯（土豆，洋芋）	94	81	2.6	0.2	17.8	1.1	0	1	6	0.1	0.02	14	0.34	7	0.4	0.3	0.47
甘薯（白心）	86	106	1.4	0.2	25.2	1.0	0	18	220	0.07	0.04	24	0.43	24	0.8	0.22	0.63
甘薯粉（地瓜粉）	100	336	2.7	0.2	80.9	0.1	0	2	20	0.03	0.05	Tr	—	33	10.0	0.29	2.62
粉丝	100	338	0.8	0.2	83.7	1.1	0	—	—	0.03	0.02	0	—	31	6.4	0.27	3.39
干豆类及制品																	
黄豆（大豆）	100	390	35.0	16.0	34.2	15.5	0	18	220	0.41	0.20	—	18.90	191	8.2	3.34	6.16
青豆（青大豆）	100	398	34.5	16.0	35.4	12.6	0	66	790	0.41	0.18	—	10.09	200	8.4	3.18	5.62

续表

食物名称	食部/%	能量/kcal	蛋白质/g	脂肪/g	碳水化合物/g	不溶性膳食纤维/g	胆固醇/mg	维生素A/μgRE	胡萝卜素/μg	硫胺素/mg	核黄素/mg	维生素C/mg	维生素E/mg	钙/mg	铁/mg	锌/mg	硒/mg
干豆类及制品																	
豆腐（北豆腐）	100	116	9.2	8.1	3.0	—	0	—	—	0.05	0.02	Tr	8.40	105	1.5	0.74	2.46
豆腐脑（老豆腐）	100	15	1.9	0.8	0	Tr	0	—	—	0.04	0.02	—	10.46	18	0.9	0.49	Tr
豆浆	100	31	3.0	1.6	1.2	—	0	—	—	0.02	0.02	Tr	1.06	5	0.4	0.28	Tr
腐竹	100	461	44.6	21.7	22.3	1.0	0	—	—	0.13	0.07	—	27.84	77	16.5	3.69	6.65
豆腐干	100	197	14.9	11.3	9.6	—	0	2	25	0.02	0.05	Tr	13.00	447	7.1	1.84	7.12
绿豆	100	329	21.6	0.8	62.0	6.4	0	11	130	0.25	0.11	—	10.95	81	6.5	2.18	4.28
赤小豆（红小豆）	100	324	20.2	0.6	63.4	7.7	0	7	80	0.16	0.11	—	14.36	74	7.4	2.20	3.80
花生	100	328	19.1	1.3	62.7	5.5	—	36	430	0.25	—	—	6.13	38	0.3	1.27	19.05
豇豆	100	336	19.3	1.2	65.6	7.1	0	5	60	0.16	0.08	—	8.61	40	7.1	3.04	5.74
豌豆	100	334	20.3	1.1	65.8	10.4	0	21	250	0.49	0.14	—	8.47	97	4.9	2.35	1.69
蔬果类及制品																	
胡萝卜（红）	96	39	1.0	0.2	8.8	1.1	0	344	4130	0.04	0.03	13	0.41	32	1.0	0.23	0.63
扁豆（月亮菜）	91	41	2.7	0.2	8.2	2.1	0	13	150	0.04	0.07	13	0.24	38	1.9	0.72	0.94

续表

蔬果类及制品

食物名称	食部/%	能量/kcal	蛋白质/g	脂肪/g	碳水化合物/g	不溶性膳食纤维/g	胆固醇/mg	维生素A/μgRE	胡萝卜素/μg	硫胺素/mg	核黄素/mg	维生素C/mg	维生素E/mg	钙/mg	铁/mg	锌/mg	硒/mg
蚕豆	31	111	8.8	0.4	19.5	3.1	0	26	310	0.37	0.1	16	0.83	16	3.5	1.37	2.02
四季豆（菜豆）	96	31	2.0	0.4	5.7	1.5	0	35	210	0.04	0.07	6	1.24	42	1.5	0.23	0.43
豌豆（带荚）	42	111	7.4	0.3	21.2	3.0	0	18	220	0.43	0.09	14	1.21	21	1.7	1.29	1.74
豇豆（长）	98	32	2.7	0.2	5.8	1.8	0	10	120	0.07	0.07	18	0.65	42	1.0	0.94	1.40
发芽豆	83	131	12.4	0.7	19.4	1.3	0	—	—	0.30	0.17	4	2.80	41	5.0	0.72	0.73
黄豆芽	100	47	4.5	1.6	4.5	1.5	0	3	30	0.04	0.07	8	0.80	21	0.9	0.54	0.96
绿豆芽	100	16	1.7	0.1	2.6	1.2	0	1	11	0.02	0.02	4	Tr	14	0.3	0.20	0.27
茄子	93	23	1.1	0.2	4.9	1.3	0	4	50	0.02	0.04	5	1.13	24	0.5	0.23	0.48
菜花 花椰菜	82	20	1.7	0.2	4.2	2.1	0	1	11	0.04	0.04	32	Tr	31	0.4	0.17	2.86
菠菜 赤根菜	89	28	2.6	0.3	4.5	1.7	0	243	2920	0.04	0.11	32	1.74	66	2.9	0.85	0.97
芹菜 旱芹 药芹	100	13	0.4	0.2	3.1	1.0	0	2	18	0.01	0.02	2.0	Tr	15	0.2	0.14	0.07
苋菜 紫红菜	73	35	2.8	0.4	5.9	1.8	0	124	1490	0.03	0.1	30	1.54	178	2.9	0.70	0.09
茼蒿 蓬蒿菜 艾菜	82	24	1.9	0.3	3.9	1.2	0	126	1510	0.04	0.09	18	0.92	73	2.5	0.35	0.60

续表

食物名称	食部/%	能量/kcal	蛋白质/g	脂肪/g	碳水化合物/g	不溶性膳食纤维/g	胆固醇/mg	维生素A/μg RE	胡萝卜素/μg	硫胺素/mg	核黄素/mg	维生素C/mg	维生素E/mg	钙/mg	铁/mg	锌/mg	硒/mg
茴香 小茴香	86	27	2.5	0.4	4.2	1.6	0	201	2410	0.06	0.09	26	0.94	154	1.2	0.73	0.77
莴笋 莴苣	62	15	1.0	0.1	2.8	0.6	0	13	150	0.02	0.02	4	0.19	23	0.9	0.33	0.54
蕹菜 空心菜	100	19	2.2	0.2	4.0	—	0	143	1714	0.03	0.05	5.0	0.10	115	1.0	0.27	—
竹笋	63	23	2.6	0.2	3.6	1.8	0	—	—	0.08	0.08	5	0.05	9	0.5	0.33	0.04
藕 莲藕	88	47	1.2	0.2	11.5	2.2	0	Tr	Tr	0.04	0.01	19	0.32	18	0.3	0.24	0.17
荸荠 马蹄 地栗	78	61	1.2	0.2	14.2	1.1	0	3	20	0.02	0.02	7	0.65	4	0.6	0.34	0.70
山药 薯蓣 大薯	83	57	1.9	0.2	12.4	0.8	0	3	20	0.05	0.02	5	0.24	16	0.3	0.27	0.55
芋头 芋艿 毛芋	88	56	1.3	0.2	12.7	1.0	0	1	14	0.05	0.02	1.5	Tr	11	0.3	0.19	0.91
中华猕猴桃（毛叶猕猴桃）	83	61	0.8	0.6	14.5	2.6	0	11	130	0.05	0.02	62	2.43	27	1.2	0.57	0.28
草莓（洋莓、凤阳草莓）	97	32	1.0	0.2	7.1	1.1	0	3	30	0.02	0.03	47	0.71	18	1.8	0.14	0.7
橙	74	48	0.8	0.2	11.1	0.6	—	13	160	0.05	0.04	33	0.56	20	0.4	0.14	0.31

蔬果类及制品

续表

蔬果类及制品

食物名称	食部/%	能量/kcal	蛋白质/g	脂肪/g	碳水化合物/g	不溶性膳食纤维/g	胆固醇/mg	维生素A/μg RE	胡萝卜素/μg	硫胺素/mg	核黄素/mg	维生素C/mg	维生素E/mg	钙/mg	铁/mg	锌/mg	硒/mg
金橘（金枣）	89	58	1.0	0.2	13.7	1.4	0	31	370	0.04	0.03	35	1.58	56	1.0	0.21	0.62
紫葡萄	88	45	0.7	0.3	10.3	1.0	0	5	60	0.03	0.01	3	—	10	0.5	0.33	0.07
柚（文旦）	69	42	0.8	0.2	9.5	0.4	0	1	10	—	0.03	23	—	4	0.3	0.4	0.7
柠檬	66	37	1.1	1.2	6.2	1.3	0	Tr	Tr	0.05	0.02	22	1.14	101	0.8	0.65	0.50
菠萝（凤梨，地菠萝）	68	44	0.5	0.1	10.8	1.3	0	2	20	0.04	0.02	18	—	12	0.6	0.14	0.24
桂圆（干）	37	277	5	0.2	64.8	2.0	0	—	—	—	0.39	12	—	38	0.7	0.55	12.4
荔枝	73	71	0.9	0.2	16.6	0.5	0	1	10	0.10	0.04	41	—	2	0.4	0.17	0.14
香蕉（甘蕉）	59	93	1.4	0.2	22.0	1.2	0	5	60	0.02	0.04	8	0.24	7	0.4	0.18	0.87
苹果（x）	85	53	0.4	0.2	13.7	1.7	0	4	50	0.02	0.02	3	0.43	4	0.3	0.04	0.10
红富士苹果	85	49	0.7	0.4	11.7	2.1	0	5	60	0.01	—	2	1.46	3	0.7	—	0.98
梨（x）	82	51	0.3	0.1	13.1	2.6	0	2	20	0.03	0.03	5	0.46	7	0.4	0.10	0.29

续表

蔬果类及制品

食物名称	食部/%	能量/kcal	蛋白质/g	脂肪/g	碳水化合物/g	不溶性膳食纤维/g	胆固醇/mg	维生素A/μgRE	胡萝卜素/μg	硫胺素/mg	核黄素/mg	维生素C/mg	维生素E/mg	钙/mg	铁/mg	锌/mg	硒/mg
香梨	89	51	0.3	0.1	13.6	2.7	0	6	70	—	—	Tr	—	6	0.4	0.19	0.22
雪梨	93	79	0.9	0.1	20.2	3.0	0	Tr	Tr	0.03	—	1	0.24	12	0.8	0.25	0.04
坚果、种子类																	
核桃（鲜）	43	336	12.8	29.9	6.1	4.3	0	—	—	0.07	0.14	10	41.17	—	—	—	—
核桃（干）（胡桃）	43	646	14.9	58.8	19.1	9.5	0	3	30	0.15	0.14	1	43.21	56	2.7	2.17	4.62
栗子（干）	73	348	5.3	1.7	78.4	1.2	0	3	30	0.08	0.15	25	11.45	—	1.2	1.32	—
松子仁	100	718	13.4	70.6	12.2	10.0	0	1	10	0.19	0.25	—	32.79	78	4.3	4.61	0.74
杏仁	100	578	22.5	45.4	23.9	8.0	0	—	—	0.08	0.56	26	18.53	97	2.2	4.30	15.65
杏仁（炒）	91	618	25.7	51.0	18.7	9.1	0	8	100	0.15	0.71	—	—	141	3.9	—	—
腰果（熟）	100	615	24.0	50.9	20.4	10.4	0	4	49	0.24	0.13	—	6.70	19	7.4	5.30	10.93
榛子（干）	27	561	20.0	44.8	24.3	9.6	0	4	50	0.62	0.14	Tr	36.43	104	6.4	5.83	0.78

续表

食物名称	食部/%	能量/kcal	蛋白质/g	脂肪/g	碳水化合物/g	不溶性膳食纤维/g	胆固醇/mg	维生素A/μg RE	胡萝卜素/μg	硫胺素/mg	核黄素/mg	维生素C/mg	维生素E/mg	钙/mg	铁/mg	锌/mg	硒/mg
坚果、种子类																	
花生仁（生）	100	574	24.8	44.3	21.7	5.5	0	3	30	0.72	0.13	2	18.09	39	2.1	2.50	3.94
葵花籽（生）	50	609	23.9	49.9	19.1	6.1	0	3	30	0.36	0.2	Tr	34.53	72	5.7	6.03	1.21
莲子（干）	100	350	17.2	2.0	67.2	3.0	0	—	—	0.16	0.08	5	2.71	97	3.6	2.78	3.36
南瓜子（炒）	68	582	36.0	46.1	7.9	4.1	0	—	—	0.08	0.16	—	27.28	37	6.5	7.12	27.03
西瓜子（炒）	43	582	32.7	44.8	14.2	4.5	0	—	—	0.04	0.08	Tr	1.23	28	8.2	6.76	23.44
芝麻（白）	100	536	18.4	39.6	31.5	9.8	0	—	—	0.36	0.26	—	38.28	620	14.1	4.21	4.06
芝麻（黑）	100	559	19.1	46.1	24.0	14.0	0	—	—	0.66	0.25	—	50.40	780	22.7	6.13	4.70
畜肉类及制品																	
猪肉（里脊）	100	150	19.6	7.9	0	0.0	55	Tr	0	0.32	0.20	Tr	0.33	6	1.5	2.01	8.32
猪肉（瘦）	100	143	20.3	6.2	1.5	0.0	81	44	0	0.54	0.10	—	0.34	6	3.0	2.99	9.50
猪肉（腿）	100	190	17.9	12.8	0.8	0.0	79	3	0	0.53	0.24	—	0.30	6	0.9	2.18	13.40
猪蹄	60	260	22.6	18.8	0	0.0	192	3	0	0.05	0.10	—	0.01	33	1.1	1.14	5.85
猪肝	100	126	19.2	4.7	1.8	0.0	180	6502	0	0.22	2.02	20	Tr	6	23.2	3.68	26.12

续表

蓄肉类及制品

食物名称	食部/%	能量/kcal	蛋白质/g	脂肪/g	碳水化合物/g	不溶性膳食纤维/g	胆固醇/mg	维生素A/μg RE	胡萝卜素/μg	硫胺素/mg	核黄素/mg	维生素C/mg	维生素E/mg	钙/mg	铁/mg	锌/mg	硒/mg
猪肾（猪腰子）	92	137	16	8.1	0	0.0	392	46	0	0.29	0.69	7	0.33	2	4.6	1.98	156.77
猪心	97	119	16.6	5.3	1.1	0.0	151	13	0	0.19	0.48	4	0.74	12	4.3	1.90	14.94
腊肉（生）	100	498	11.8	48.8	2.9	0.0	123	96	0	—	—	—	6.23	22	7.5	3.49	23.52
猪血	100	55	12.2	0.3	0.9	0.0	51	—	0	0.03	0.04	—	0.2	4	8.7	0.28	7.94
火腿肠	100	212	14.0	10.4	15.6	0.0	57	5	—	0.26	0.43	—	0.71	9	4.5	3.22	9.20
牛肉（里脊肉）	100	134	22.3	5.0	0.0	0.0	44	Tr	0	0.04	0.10	Tr	Tr	3	0.4	4.73	3.57
牛肉（后腿）	100	106	20.9	2.0	1.1	0.0	74	3	0	0.04	0.14	—	0.97	5	3.3	4.07	4.96
牛肉（牛腩）	100	332	17.1	29.3	0.0	0.0	44	Tr	0	0.02	0.06	Tr	Tr	—	0.6	2.69	3.2
酱牛肉	100	246	31.4	11.9	3.2	0.0	76	11	0	0.05	0.22	—	1.25	20	4.0	7.12	4.35
牛肉干	100	550	45.6	40.0	1.9	0.0	120	—	—	0.06	0.26	—	—	43	15.6	7.26	9.80
羊肉（里脊）	100	103	20.5	1.6	1.6	0.0	107	5	0	0.06	0.20	Tr	0.52	8	2.8	1.98	5.53

续表

畜肉类及制品

食物名称	食部/%	能量/kcal	蛋白质/g	脂肪/g	碳水化合物/g	不溶性膳食纤维/g	胆固醇/mg	维生素A/μgRE	胡萝卜素/μg	硫胺素/mg	核黄素/mg	维生素C/mg	维生素E/mg	钙/mg	铁/mg	锌/mg	硒/mg
羊肉（冻）	100	285	12.6	24.4	3.8	0.0	77	—	0	0.02	0.12	Tr	—	17	5.2	7.67	3.15
羊肉（前腿）	71	110	18.6	3.2	1.6	—	86	10	—	0.07	0.21	—	0.50	7	2.4	2.21	5.38
驴肉（瘦）	100	116	21.5	3.2	0.4	0.0	74	72	0	0.03	0.16	Tr	2.76	2	4.3	4.26	6.10
马肉	100	122	20.1	4.6	0.1	0.0	84	28	0	0.06	0.25	Tr	1.42	5	5.1	12.26	3.73
兔肉	100	102	19.7	2.2	0.9	0.0	59	26	0	0.11	0.10	Tr	0.42	12	2.0	1.3	10.93

禽肉类

食物名称	食部/%	能量/kcal	蛋白质/g	脂肪/g	碳水化合物/g	不溶性膳食纤维/g	胆固醇/mg	维生素A/μgRE	胡萝卜素/μg	硫胺素/mg	核黄素/mg	维生素C/mg	维生素E/mg	钙/mg	铁/mg	锌/mg	硒/mg
鸡	63	145	20.3	6.7	0.9	0.0	106	92	0	0.06	0.07	Tr	1.34	13	1.8	1.46	11.92
鸡（土鸡，家养）	58	124	20.8	4.5	0	0.0	106	64	0	0.09	0.08	Tr	2.02	9	2.1	1.06	12.75
鸡胸脯肉	100	118	24.6	1.9	0.6	0.0	65	3	0	0.07	0.06	Tr	0.41	1	1	0.26	11.75
鸭	68	240	15.5	19.7	0.2	0.0	94	52	0	0.08	0.22	Tr	0.27	6	2.2	1.33	12.25
北京烤鸭	80	436	16.6	38.4	6.0	0.0	—	36	—	0.04	0.32	—	0.97	35	2.4	1.25	10.32

续表

禽肉类

食物名称	食部/%	能量/kcal	蛋白质/g	脂肪/g	碳水化合物/g	不溶性膳食纤维/g	胆固醇/mg	维生素A/μg RE	胡萝卜素/μg	硫胺素/mg	核黄素/mg	维生素C/mg	维生素E/mg	钙/mg	铁/mg	锌/mg	硒/mg
北京填鸭	75	425	9.3	41.3	3.9	0.0	96	30	—	Tr	—	—	0.53	15	1.6	1.31	5.80
酱鸭	80	266	18.9	18.4	6.3	0.0	107	11	—	0.06	0.22	—	—	14	4.1	2.69	15.74
盐水鸭（熟）	81	313	16.6	26.1	2.8	0.0	81	35	—	0.07	0.21	—	0.42	10	0.7	2.04	15.37
鹅	63	251	17.9	19.9	0	0.0	74	42	0	0.07	0.23	Tr	0.22	4	3.8	1.36	17.68
火鸡腿	100	91	20	1.2	0	0.0	58	Tr	0	0.07	0.06	Tr	0.07	12	5.2	9.26	15.50
鸽	42	201	16.5	14.2	1.7	0.0	99	53	0	0.06	0.2	Tr	0.99	30	3.8	0.82	11.08
乳类、蛋类及制品																	
牛乳	100	65	3.3	3.6	4.9	—	17	54	—	0.03	0.12	Tr	0.13	107	0.3	0.28	1.34
牛乳（强化维生素A、维生素D）	100	51	2.7	2.0	5.6	—	—	66	—	0.02	0.08	3	—	114	0.2	0.38	1.36
牛乳（西德牛）	100	60	3.1	3.0	5.1	—	32	13	—	0.12	0.16	—	—	82	0.1	0.38	2.50
鲜羊乳	100	67	3.4	3.7	5.1	—	21	73	—	0.02	0.12	—	0.11	113	0.3	0.24	—

续表

乳类、蛋类及制品

食物名称	食部/%	能量/kcal	蛋白质/g	脂肪/g	碳水化合物/g	不溶性膳食纤维/g	胆固醇/mg	维生素A/μg RE	胡萝卜素/μg	硫胺素/mg	核黄素/mg	维生素C/mg	维生素E/mg	钙/mg	铁/mg	锌/mg	硒/mg
人乳	100	65	1.3	3.4	7.4	0.0	11	11	—	0.01	0.05	5	—	30	0.1	0.28	—
牛乳粉（多维奶粉）	100	484	19.9	22.7	49.9	—	68	77	—	0.28	6.68	9	0.48	1797	1.4	3.71	16.85
全脂牛奶粉	100	478	20.1	21.2	51.7	—	110	141	—	0.11	0.73	4	0.48	676	1.2	3.14	11.80
酸奶	100	86	2.8	2.6	12.9	—	8	23	—	0.03	0.12	1.3	0.12	128	0.3	0.43	1.3
酸奶（脱脂）	100	57	3.3	0.4	10.0	—	18	Tr	—	0.02	0.10	1	—	146	0.1	0.51	1.46
酸奶（低脂）	100	64	2.7	1.9	9.0	—	12	32	—	0.02	0.13	1	0.13	81	—	0.68	0.74
奶酪（干酪）	100	328	25.7	23.5	3.5	—	11	152	—	0.06	0.91	—	0.60	799	2.4	6.97	1.50
奶豆腐（脱脂）	100	343	53.7	2.5	26.5	—	36	—	—	0.03	0.27	1	—	360	12.4	1.81	7.20
鸡蛋	87	139	13.1	8.6	2.4	0.0	648	255	—	0.09	0.2	Tr	1.14	56	1.6	0.89	13.96
鸡蛋白	100	60	11.6	0.1	3.1	0.0	—	—	—	0.04	0.31	Tr	0.01	9	1.6	0.02	6.97
鸡蛋黄	100	328	15.2	28.2	3.4	0.0	1510	438	—	0.33	0.29	Tr	5.06	112	6.5	3.79	27.01
鸭蛋	87	180	12.6	13.0	3.1	0.0	565	261	—	0.17	0.35	Tr	4.98	62	2.9	1.67	15.68
鸭蛋黄	100	378	14.5	33.8	4.0	0.0	1576	1980	—	0.28	0.62	Tr	12.72	123	4.9	3.09	25.00

续表

乳类、蛋类及制品

食物名称	食部/%	能量/kcal	蛋白质/g	脂肪/g	碳水化合物/g	不溶性膳食纤维/g	胆固醇/mg	维生素A/μg RE	胡萝卜素/μg	硫胺素/mg	核黄素/mg	维生素C/mg	维生素E/mg	钙/mg	铁/mg	锌/mg	硒/mg
鸭蛋白	100	47	9.9	Tr	1.8	0.0	—	23	—	0.01	0.07	Tr	0.16	18	0.1	—	4.00
鹅蛋	87	196	11.1	15.6	2.8	0.0	704	192	—	0.08	0.30	Tr	4.50	34	4.1	1.43	27.24
鹌鹑蛋	86	160	12.8	11.1	2.1	0.0	515	337	—	0.11	0.49	Tr	3.08	47	3.2	1.61	25.48

鱼虾蟹类

食物名称	食部/%	能量/kcal	蛋白质/g	脂肪/g	碳水化合物/g	不溶性膳食纤维/g	胆固醇/mg	维生素A/μg RE	胡萝卜素/μg	硫胺素/mg	核黄素/mg	维生素C/mg	维生素E/mg	钙/mg	铁/mg	锌/mg	硒/mg
黄鳝（鳝鱼）	67	89	18.0	1.4	1.2	0.0	126	50	0	0.06	0.98	Tr	1.34	42	2.5	1.97	34.54
鲤鱼（鲤拐子）	54	109	17.6	4.1	0.5	0.0	84	25	0	0.03	0.09	Tr	1.27	50	1.0	2.08	15.38
泥鳅	60	96	17.9	2.0	1.7	0.0	136	14	0	0.10	0.33	Tr	0.79	299	2.9	2.76	35.30
乌鳢（黑鱼、石斑鱼、生鱼）	57	85	18.5	1.2	0	0.0	91	26	0	0.02	0.14	Tr	0.97	152	0.7	0.80	24.57
鲫鱼（喜头鱼、海附鱼）	54	108	17.1	2.7	3.8	0.0	130	17	0	0.04	0.09	Tr	0.68	79	1.3	1.94	14.31
鳙鱼（胖头鱼）	61	100	15.3	2.2	4.7	0.0	112	34	0	0.04	0.11	Tr	2.65	82	0.8	0.76	19.47
鳜鱼（桂鱼）	61	117	19.9	4.2	0	0.0	124	12	0	0.02	0.07	Tr	0.87	63	1	1.07	26.5

续表

鱼虾蟹类

食物名称	食部/%	能量/kcal	蛋白质/g	脂肪/g	碳水化合物/g	不溶性膳食纤维/g	胆固醇/mg	维生素A/µgRE	胡萝卜素/µg	硫胺素/mg	核黄素/mg	维生素C/mg	维生素E/mg	钙/mg	铁/mg	锌/mg	硒/mg
带鱼（白带鱼，刀鱼）	76	127	17.7	4.9	3.1	0.0	76	29	0	0.02	0.06	Tr	0.82	28	1.2	0.7	36.57
黄鱼（大黄花鱼）	66	97	17.7	2.5	0.8	0.0	86	10	0	0.03	0.1	Tr	1.13	53	0.7	0.58	42.57
海虾	51	79	16.8	0.6	1.5	0.0	117	—	—	0.01	0.05	Tr	2.79	146	3	1.44	56.41
河虾	86	87	16.4	2.4	0	0.0	240	48	—	0.04	0.03	Tr	5.33	325	4	2.24	29.65
基围虾	60	101	18.2	1.4	3.9	0.0	181	—	—	0.02	0.07	Tr	1.69	83	2	1.18	39.7
龙虾	46	90	18.9	1.1	1	0.0	121	Tr	—	—	0.03	Tr	3.58	21	1.3	2.79	39.36
塘水虾（草虾）	57	96	21.2	1.2	0	0.0	264	44	—	0.05	0.03	Tr	4.82	403	3.4	2.54	—
虾米（海米，虾仁）	100	198	43.7	2.6	0	0.0	525	21	—	0.01	0.12	Tr	1.46	555	11	3.82	75.4
蟹肉	100	62	11.6	1.2	1.1	0.0	65	—	—	0.03	0.09	Tr	2.91	231	1.8	2.15	33.3
鲍鱼（杂色鲍）	65	84	12.6	0.8	6.6	0.0	242	24	—	0.01	0.16	Tr	2.2	266	22.6	1.75	21.38
河蚌	43	54	10.9	0.8	0.7	0.0	103	243	—	0.01	0.18	Tr	1.36	248	26.6	6.23	20.24

四、中国居民平衡膳食宝塔（2022）

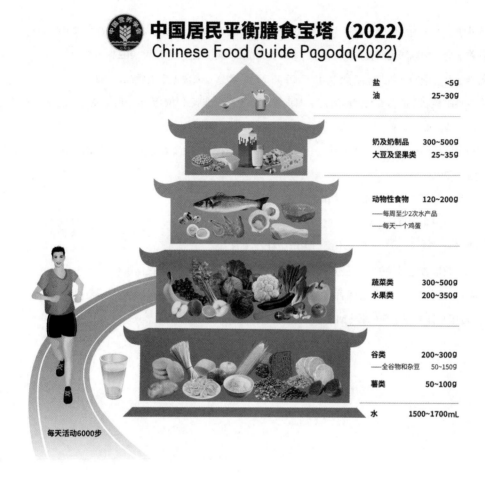

五、中国居民平衡膳食餐盘（2022）

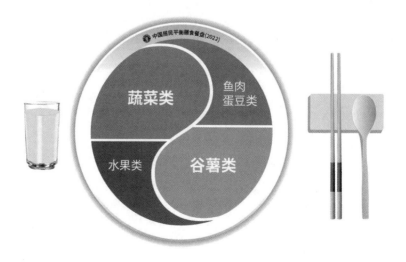

参考文献

[1] 中国营养学会. 中国居民膳食营养素参考摄入量（2013版）[M]. 北京：科学出版社，2014.

[2] 中国营养学会. 中国居民膳食指南（2022）[M]. 北京：人民卫生出版社，2022.

[3] 中国营养学会. 中国学龄儿童膳食指南（2022）[M]. 北京：人民卫生出版社，2022.

[4] 中国疾控预防控制中心营养与健康所. 中国食物成分表：标准版（第6版 第一册）[M]. 北京：北京大学医学出版社，2018.

[5] 中国疾控预防控制中心营养与健康所. 中国食物成分表：标准版（第6版 第二册）[M]. 北京：北京大学医学出版社，2019.

[6] 黄丽卿. 营养配餐（[M]. 北京：中国轻工业出版社，2013.

[7] 张首玉. 营养配餐与设计 [M]. 北京：中国科学技术出版社，2013.

[8] 彭景. 烹饪营养学 [M]. 北京：中国纺织出版社，2008.

[9] 广东省职业技能鉴定指导中心. 公共营养师 [M]. 2版. 广州：广东人民出版社. 2016.

[10] 中国健康促进基金会. 中华健康管理学 [M]. 北京：人民卫生出版社. 2016.

[11] 焦亮. 健康身体管理速查全书 [M]. 北京：金盾出版社. 2015.